BASTEI
LÜBBE

Angelika Walk

Ich sah in den Spiegel und erkannte mich nicht

BASTEI LÜBBE

BASTEI-LÜBBE-TASCHENBUCH
Band 61418

1. Auflage September 1998

Namen und Orte der Handlung wurden aus persönlichkeitsrechtlichen Gründen geändert. Eventuelle Ähnlichkeiten mit lebenden oder verstorbenen Personen sind daher nicht beabsichtigt und somit rein zufällig.

Originalausgabe

Printed in Great Britain
Einbandgestaltung: Manfred Peters
Zeichnungen: Antje Friedrichs, Springe
Titelfoto: Bavaria, Gauting
Satz: hanseatenSatz-bremen, Bremen
Druck und Bindung: Cox & Wyman Ltd., Reading
ISBN 3-404-61418-6

Wer nicht lieb hat, der kennt Gott nicht;
Denn Gott ist Liebe.

Aus dem Johannes-Evangelium
Kapitel 4, Vers 8

Vorwort

Lange Zeit war mein Dasein für mich die reinste Hölle. Doch nun bin ich voller Zuversicht und habe wieder Spaß am Leben. Ein Besuch beim »Seelenklempner« war für mich der letzte Ausweg; ich brauchte Hilfe zur Selbsthilfe, denn allein kam ich aus dem Loch meiner Depression nicht mehr heraus. Doch man muß eine Therapie wirklich *wollen,* damit sie einem helfen kann. Das ist das Wesentliche, denn sonst sind alle Hilfsangebote vergeblich.

Meine Rettung war die dynamische Psychotherapie nach Dr. med. Wilfried Dogs. Dies ist eine Therapieform, die sich hauptsächlich auf die Elemente Hypnose, autogenes Training, Musik- und Sensitivtherapie stützt. Als ich völlig am Ende war, empfahl mir mein Arzt eine Klinik, in der dieses Therapieform angewendet wurde. Heute bin ich den Ärtzten und Mitarbeitern dieser Einrichtung zutiefst dankbar, denn mit ihrer Hilfe habe ich wieder zurückgefunden zur Normaliät, in ein Leben, das für mich wieder lebenswert ist.

Wenn Ihr Selbstvertrauen genauso angeknackst ist, wie es meins war, und sich Ihr Leben zur Last entwickelt hat, haben Sie den Mut, es wieder neu aufzubauen! Ich bin mir sicher, daß es auch für Sie eine geeignete Therapie gibt. Lassen Sie es zu, daß Ihnen geholfen wird, denn dann wird es Ihnen bald bessergehen.

Dann ist es höchste Zeit ...

Verspüren Sie manchmal den Wunsch, einfach zu sterben, weil Sie mit dem Leben nicht mehr zurechtkommen? Fragen Sie sich immer wieder, wieso Sie eigentlich geboren wurden? Haben Sie keine Energie mehr, Ihrer Arbeit mit Freude nachzugehen? Ödet Sie einfach alles an? Rennen Sie kopflos durch die Wohnung, nur um lediglich festzustellen, daß Sie nichts, aber auch garnichts geschafft haben? Fühlen Sie sich wie ein Simulant, wenn Sie wegen Schmerzen zum Arzt gehen, dieser Ihnen aber sagt, Sie seien kerngesund? Fehlt Ihnen organisch nichts, und doch rauben ständige Schmerzen Ihnen den letzten Nerv? Machen sich Langeweile und Trostlosigkeit in Ihrem Leben quälend breit?

Diese Fragen, diese – sagen wir – unschönen Lebenssituationen, trieben mich schließlich zum Nervenarzt und Psychologen. Ich war völlig down und lebensmüde. Doch hatte ich gerade noch die Kraft, mich auf den Weg in eine psychotherapeutische Klinik zu machen. Und das war mein Glück.

Freunde und Bekannte trugen nicht dazu bei, meine Ängste zu vertreiben. Nein, ganz im Gegenteil! Sie schürten die vielen Vorurteile nur noch und ängstigten mich zum Teil derartig, daß ich meine bewilligte Kur im letzten Moment fast noch abgesagt hätte.

»Ich hab doch keinen Riß in der Schüssel! Ich bin doch nicht bekloppt! Was soll ich in solch einer Klinik? Ich bin nicht irre! Seelisch krank? So ein Schwachsinn! Ärzte lassen sich doch immer was neues einfallen, um Geld zu verdienen.« Solche und ähnliche Sätze hatten sich auch in meinem Kopf festgesetzt und hielten mich lange davon ab, fachmännische Hilfe in Anspruch zu nehmen. Und die Angst, in ein Krankenhaus zu müssen, in dem man sich um »bescheuerte Leute« kümmert, ließ mich lange nicht los.

Doch meine Situation wurde immer unerträglicher, und ich bedurfte bald ständiger ärztlicher Behandlung. Immer wieder hatte mein behandelnder Arzt versucht, mir begreiflich zu machen, daß die Schmerzen, unter denen ich litt, psychosomatisch waren und sie nur durch eine Behandlung meiner Seele verschwinden würden. Er hatte mir die verschiedenen Behandlungsmöglichkeiten erklärt, doch seine Ausführungen konnten meine Bedenken nicht aus dem Weg räumen. Eine unbestimmte Angst blieb.

Ich suchte nach einem Buch, das mir vielleicht die Angst nehmen würde, aber ich fand nur wissenschaftliches Material oder solche Texte, in denen berichtet wurde, welches Schindluder mit der Psyche der Menschen getrieben werden kann. Diese Tatsache schreckte mich natürlich wieder ab und erzeugte in mir panische Angst vor einer Therapie. Erst die Behandlung selbst und die Erfahrungen, die ich später in der Klinik machen konnte, widerlegten letztlich die Vorurteile, die so tief saßen. Doch bis dahin war es noch ein weiter Weg.

Lange Zeit verstörten mich meine Suizidgedanken vollends. Ich wollte lieber sterben als so weiterleben wie bisher. Schließlich war ich so am Ende, daß ich mir klar wurde: Eine Therapie ist meine letzte Chance. Endlich begann ich, dem Klinikaufenthalt entgegenzufiebern.

Bereits sechs Wochen nach der Psychotherapie hatte sich

mein Leben schon zum Guten verändert. Es war unglaublich, was sich da bewegen ließ. Doch bis es soweit war, mußte ich durch eine sehr harte Schule der Selbsterkenntnis gehen. Sie war schmerzlich, lehr- und tränenreich. Eine Therapie ist kein Zuckerschlecken, und der Aufenthalt in der Klinik auch kein Urlaub auf Kosten der Krankenkassen.

Damit Sie mich gleich richtig verstehen: All diese Quälerei lohnt sich nur, wenn Sie es wirklich *wollen.* Nur dann – und wirklich nur dann – wird eine Therapie auch helfen. Sätze wie »So ein Blödsinn, da mach' ich nicht mit. Was soll der Schwachsinn eigentlich?« verhindern, daß die Hilfe auch bei Ihnen ankommt. Die dürfen Sie absolut nicht mehr im Hinterkopf haben, denn mit solch einer Einstellung kommen Sie nicht weiter, keinen Schritt. Sollten Sie aber trotzdem so denken, dann sollten Sie unbedingt weiterlesen, denn ich habe früher die selben Vorurteile gehabt wie Sie.

Wenn Sie sich selbst helfen wollen, dann lassen Sie die Hilfe auch auf sich zukommen, nehmen Sie sie an, und lassen Sie sie wirken. Denn dann werden Sie etwas Wunderbares erleben, Sie werden den Wandel spüren. Ich weiß, wovon ich rede. Und leider war ich am Anfang auch nicht schlauer als die meisten anderen Menschen.

Das Wichtigste, was ich aus meiner Kur mit nach Hause nahm, war das Wissen um meine Seele. Ich dachte auch einmal, daß es so etwas nicht gibt. Was »Seele« genau ist, kann ich leider auch nicht sagen. Darüber haben schon viele Philosophen und Theologen nachgegrübelt und Bücher geschrieben, die ich zwar gelesen, aber nicht ganz verstanden habe. Aber durch meine Gespräche in der Therapie, begann ich zu ahnen, daß etwas enorm Wichtiges in diesen Werken steht: Sie haben mir dabei geholfen, wieder daran zu glauben, daß ich überhaupt eine Seele *habe.* Ob sie nun unsterblich ist oder nicht, kann ich nicht sagen. Aber ich spüre und fühle sie jetzt täglich. Das macht mein neues Selbstbewußtsein aus.

Seit meiner Kur weiß ich, daß es die Seele gibt. Ich lebe mit ihr, da sie mir den Weg zeigt. Sie hilft mir, das Leben anzunehmen und zu genießen. Und sie arbeitet umgekehrt auch wieder gegen mich, wenn ich den falschen Weg einschlage. Es dauert meist nicht lange, bis sich in mir negative Gefühle wieder bemerkbar machen. Früher konnte ich nicht sagen, woher diese Empfindungen kamen. Doch heute ist mir bewußt, was sie bedeuten, und ich kann damit leben. Inzwischen bin ich in der Lage, Situationen, in denen ich mich unbehaglich fühle, zu bewältigen, auch wenn andere mich dann blöd anschauen. Denn oft wage ich Dinge, die »man« einfach nicht macht. Damit Sie vielleicht ein wenig besser verstehen, was ich damit meine, möchte ich es anhand von Beispielen verdeutlichen:

Als Kind empfand ich Haß gegenüber meiner Mutter und wußte nicht warum. Solche Gedanken hegt »man« doch nicht, wenn es um die eigene Mutter geht, die alles für einen tut, dachte ich jedesmal erschrocken. Diese Haßgefühle quälten mich aber, und ich lernte, sie aus Vernunftgründen **zu unterdrücken und zu vergessen.**

Mein Vater tat Dinge, die meine Mutter verletzten. Ich haßte ihn dafür. Doch gleichzeitig sehnte ich mich nach seiner Aufmerksamkeit. Dafür schämte ich mich. Das durfte nicht sein, und so lernte ich auch in der Beziehung, meine Empfindungen **zu verdrängen und wegzuschieben.**

Bedingt durch meine Erziehung, benahm ich mich viele Jahre lang wie ein Junge. Doch tief in mir drin steckte ein kleines Mädchen, das sich danach sehnte, auch als ein solches behandelt zu werden. Doch immer, wenn ich mich so benahm, wie ich mich eigentlich fühlte, fand ich keine Anerkennung. Also lernte ich auch hierbei, diesen Wunsch und meine Gefühle **zu unterdrücken und zu vergessen.**

Ebenfalls durch meine Erziehung hatte ich verinnerlicht, daß Sex etwas Schmutziges und reine Männersache war. Frauen hatten nur zur Verfügung zu stehen. Das war die allgemeine Meinung. Ich bekam dadurch Angst vor der Sexualität und hatte ein schlechtes Gewissen wegen meiner eigenen Bedürfnisse. Ich lernte auch hier sehr schnell, meine Gefühle **zu unterdrücken und zu vergessen.**

Das ständige Unterdrücken meiner Gefühle riß nicht ab. Immer wieder gab es Situationen, die mich dazu zwangen, meine Emotionen wegzuschieben. Ich hatte nie den Mut, meinen Mitmenschen die Wahrheit ins Gesicht zu sagen. Ich wußte, daß »man« so etwas nicht tut, wenn man mit ihnen in Frieden und Harmonie leben will. Also schluckte ich und schluckte ich immer wieder alles hinunter, ohne daß es mir bewußt war. Ich lebte viele Jahre in dem irrigen Glauben, glücklich und zufrieden zu sein – ausgenommen an den Tagen, an denen mich schlimme Bauchschmerzen plagten, die kaum auszuhalten waren. Doch die Seele läßt sich das irgendwann nicht mehr gefallen. Sie meldet sich mit heftigen Gefühlsausbrüchen. Ich konnte diese Emotionen nie begreifen und auch nicht damit umgehen, sondern ich spürte nur: Ich war nicht mehr ich selbst.

Eines Tages stand ich dann vor dem Spiegel und schaute in mein Gesicht – in zwei, mir völlig fremde, glanzlose blaue Augen. »Wer verdammt noch mal bist du eigentlich?« fragte ich mich verzweifelt. Ich wiederholte diese Frage immer wieder und hatte das Gefühl, sie doch jemand anderem zu stellen. Es war ein erschreckendes Erlebnis, und Angst begann sich in mir breitzumachen. Es wurde zur Qual, in den

Spiegel zu schauen, und doch tat ich es zwanghaft wieder und intensiver.

Panik überkam mich. »Wer bin ich? Wie bin ich? Was bin ich? Und was, verdammt noch mal, will ich? Wer bist du, die mich da im Spiegel ansieht?« Allmählich an meinem Verstand zweifelnd, wandte ich mich hilfesuchend an einen Arzt. Meine Fragen vor dem Spiegel verschwieg ich und erzählte ihm nur von meinen Eheproblemen und daß ich keine Lust mehr hatte weiterzuleben.

Erst in der Therapie begriff ich, daß dieses unbekannte Etwas in meinem Spiegelbild, diese andere, mir unbekannte Person, mein wahres Ich ich war. Oder wie ich heute zu sagen pflege, meine Seele, die ich erst neu entdecken mußte beziehungsweise jetzt erst kennen- und akzeptieren lernte.

Eigentlich war ich ganz anders, als ich mein ganzes Leben lang geglaubt hatte. Meine inneren Wünsche hatten nichts mit dem gemein, was ich äußerlich immer dargestellt hatte. Meine Situation war ziemlich verzwickt, und mein Leben wurde zur Qual. Dieser Zwiespalt wurde mir erst in der Therapie bewußt. Es dauerte lange, bis ich merkte, daß die Behandlung mir half, und so akzeptierte ich allmählich, was nach und nach von mir zum Vorschein kam. Heute wünsche ich mir oft, daß mir viel eher ein Licht aufgegangen wäre, denn wegen meiner starken inneren Ablehnung der Therapieangebote versäumte ich kostbare Tage bei dem Versuch, mich damit abzufinden, in einer Klinik zu sein, in die ich eigentlich nie reingehörte.

Mein wirkliches Ich zeigte mir seit meiner Therapie den Weg, den ich zu gehen habe, öffnet mich für alle Hilfsangebote und hilft mir, all meine Probleme in den Griff zu bekommen. Von klein auf hatte mein Selbst immer und immer wieder bei mir angeklopft, doch ich war niemals in der Lage gewesen, das zu begreifen. Mancher Mensch muß wohl erst reifen, um sich selbst zu verstehen. Der eine lernt es früher, der andere später. Ich mußte 34 Jahre alt werden, um mich richtig kennenzulernen. Es war ein harter, sehr tränenreicher, aber wichtiger Weg zur Selbsterkenntnis.

Heute lebe ich wieder gern, auch wenn es nach wie vor schwierige Probleme zu lösen gibt. Ich habe gelernt, damit umzugehen, und was sehr wichtig ist: Ich kann mir selbst auch Fehler verzeihen.

Aber eines möchte ich noch einmal betonen: Ohne meinen Klinikaufenthalt wäre ich nie wieder so lebensfähig geworden, wie ich es heute bin. Ich hoffe deshalb, mit diesem Buch Vorurteile gegenüber psychologischen Behandlungen abbauen zu können. Sollten Sie also solche besitzen, lesen Sie meine Geschichte. Vielleicht sehen Sie dann alles mit anderen Augen. Seien Sie ich, wenn Sie dieses Buch lesen, und fühlen Sie mit, wie aus einem lebensschwachen Kind eine selbstbewußte und reife Frau wurde, die jedoch das Kind in sich niemals aufgeben will und die heute zu ihrem wahren Ich stehen kann.

Abreise und Ankunft

Es war sieben Uhr, als der Wecker klingelte. Vor Aufregung kribbelte mein Magen schon beim Erwachen. Nervosität war in mir. Zittrige Finger hinderten mich daran, mich ordentlich zu schminken. Wutentbrannt schmiß ich die Make-up-Utensilien in die Kulturtasche. Es war mir sowieso egal, wie ich aussah.

Hauptsache weg von hier. Weg von Zuhause. Ich sah in den Spiegel und dachte an die vergangenen Wochen. Tränen stiegen mir in die noch vom Vortag geschwollenen Augen. Seit Tagen tat ich nichts anderes mehr als zu heulen. »Reiß dich zusammen, du blöde Kuh«, dachte ich und drehte mich abrupt um. Prompt stieß ich mir das rechte Knie, im viel zu kleinen und engen WC. Ich fluchte und schaute mich um. Es kotzte mich alles an. Einfach alles. Notdürftig war die Wohnung renoviert worden. Wir hatten kaum Zeit dazu gehabt. Plötzlich hatte ich die beiden alten Leute – meine Schwiegereltern – die zuvor diese Wohnung bewohnt hatten, vor Augen. Natürlich, *sie* waren schuld am schlechten Zustand der Wohnung. Und überhaupt: Wieso war immer ich das Opfer, die Getretene? Ich mußte hier raus, das wußte ich. Der Entschluß reifte unbemerkt in mir.

Und dann kamen die letzten Tage vor meinem Ausbruch aus der Familie. Die Ereignisse überschlugen sich. Ich konnte nicht mehr. Ich spürte, daß der Zusammenbruch nahe war.

Meine Tränen waren ein Hilferuf, den niemand hörte. Die Ereignisse überschlugen sich ...

Am 27. Dezember 1992 wollte Gerd, mein Mann, seine Eltern im Krankenhaus besuchen. Seine Mutter hatte sich den Knöchel gebrochen, und sein Vater hatte Probleme mit den Nieren. Beide waren sie in dasselbe Krankenhaus aufgenommen worden, doch als wir an jenem Morgen im Krankenzimmer standen, waren seine Eltern einfach verschwunden. Fassungslos sahen wir uns an.

Erst Jahre später erfuhren wir, daß sein Vater einen Antrag auf Heimaufenthalt unterschrieben hatte. Lange war die Tatsache, das es nicht mehr anders als so ging, von ihm verdrängt worden, doch nun machte er seinen Sohn dafür verantwortlich, daß er und seine Frau in einem Altenheim gelandet waren. Um das alle Welt mitzuteilen, benutzte er sogar eine Tageszeitung, die sehr einseitig über diese Angelegenheit berichtete. Was in der Zeit vorher in der Familie vorgefallen war und warum alles so kommen mußte, darüber stand dort kein Wort.

Nur einen Tag später, stand auf einmal der Sozialbetreuer der Eltern in unserer Türe, bat um deren persönlichen Unterlagen und stellte uns vor die Tatsache, daß ihre Wohnung geräumt werden müsse. Wir lebten in der Wohnung über ihnen. Um die Kosten für die Pflege im Heim abzudecken, war entschieden worden, die elterliche Wohnung zu vermieten. Gerd war völlig geschockt, denn sein Vater hatte ihm vor fünf Jahren das Haus überschrieben und jetzt konnte er es nicht fassen, daß Fremde nun über einen Teil seines Eigentums verfügen konnten. Erst ein paar Tage später stand fest, das vorerst niemand in diese Wohnung einziehen konnte, da der Vater lediglich ein lebenslanges Wohnrecht für die Wohnung besaß, sie aber nicht weitervermieten durfte.

Ein Jahr lang stand die Wohnung dann leer, denn mein Mann und ich konnten mit dieser Situation, mit diesem Affront der Eltern nicht fertig werden. Wir waren wie gelähmt. Aber dann kam die erste Zahlungsforderung des Sozialamtes: 110.000 DM sollte Gerd innerhalb einer kurzen Frist für aufgelaufene Heimkosten zahlen. Unser Schockzustand verschlimmerte sich. Gerd reagierte völlig apathisch, er sagte nichts, er tat nichts. Die Situation spitzte sich weiter zu, denn nach einiger Zeit stiegen die Forderungen des Sozialamts weiter: »Entweder geben Sie Ihrem Vater das Haus zurück, oder Sie zahlen an uns 250.000 DM.« Das Sozialamt betrachtete die erfolgte Haus-Überschreibung als ein Geschenk, und laut Gesetz darf man innerhalb einer Frist von zehn Jahren ein Geschenk zurückfordern.

Gerd stand kurz vor dem Ausrasten, doch verhielt er sich unnatürlich ruhig. Ich wußte, daß wir schnellstens an Geld kommen mußten. Die Bank würde uns schon welches geben. Aber dafür mußten wir Sicherheiten bieten können. Also mußten wir unsere eigene, frisch renovierte Wohnung vermieten und selbst in die heruntergekommene Wohnung der Eltern ziehen. Doch auf Grund der Wohnrechtssituation war es die einzige Möglichkeit. Also zogen wir so schnell wie möglich runter, um unsere Wohnung zu vermieten. Während ich mir die Hacken bei der Suche nach einem möglichen Kreditgeber ablief und gleichzeitig mit meinem Vater die schwiegerelterliche Wohnung notdürftig instand setzte, verharrte Gerd in seinem Schockzustand, so als ob ihn das alles garnichts anging. Schließlich vermittelte ein guter Freund meines Mannes uns einen Kredit.

Unsere neue Wohnung bekam hier ein bißchen Farbe, dort ein wenig neuen Lack. Wo es nötig war, wurde auch neue Tapete geklebt. Meist jedoch stückelte mein Vater die Tapete an, da unsere angespannte finanzielle Situation nicht mehr als so ein Stückwerk zuließen. Dann fingen wir an, die kleinen Möbel hinunterzutragen. Auf einmal fing sogar Gerd damit an, uns ein bißchen zu helfen, mit völlig leerem Gesichtsausdruck. Er kam mir vor wie ein Zombie, der nur tat, was man ihm befahl. Am liebsten hätte ich ihn damals verlassen.

Ich weinte Tage und Nächte um meine schöne, gerade erst umgebaute Küche im ersten Stock. Lange Zeit hatten wir dafür gespart, um sie endlich so schön herzurichten. Mit Fließen an der Wand und auf dem Boden. Mit Rauputz und Holzvertäfelung. Erst knapp ein halbes Jahr war sie fertig, und nun mußte ich sie fremden Leuten überlassen. Genauso wie mein schönes Bad. Alle Armaturen und Sanitärteile waren gerade erst erneuert worden. Als ich mich in dem schäbigen anderen Badezimmer umsah, in dem ich am liebsten mit einem dicken Hackbeil alles zerschlagen hätte, kamen mir wieder die Tränen. Es war alles so widerlich und häßlich. Die ganze Welt und alle Menschen um mich herum. Um nicht länger darüber nachdenken zu müssen, ging ich schnell in die Küche, in der auch Gerd saß.

Wir redeten nicht miteinander. Nur das Nötigste. Ich erstickte fast an meinem Brot und kippte tassenweise Kaffee in mich hinein. Das trug nicht gerade dazu bei, meine Nervosität und meine Angst vor dem Unbekannten zu lindern. Ich wurde das Gefühl nicht los, daß an diesem Tag noch etwas schieflaufen würde, aber ich wußte nicht was. Nach einiger Zeit stand mein Mann auf, um das Auto vorzufahren. Meine fertig gepackten Koffer mit den Sachen, die ich in der Kur brauchen würde, mußten noch in den Wagen gepackt werden, bevor es losgehen konnte. Plötzlich stand mein Mann in der Haustür und bemerkte nervös: »Irgendwas stimmt mit dem Wagen nicht. Ich hole rasch das Auto von meinem Freund. Es dauert nur eine halbe Stunde, dann bin ich wieder da!«

Aus irgendwelchen Gründen ließ mich dieser Satz explodieren. Ich war am Ende. Hatte er etwa vor, meinen geplanten Klinikaufenthalt herauszuzögern? Wie von der Tarantel gestochen sprang ich von meinem Küchenstuhl hoch. »Bist du von allen guten Geistern verlassen? Ich muß pünktlich in der Klinik ankommen. Die Klinik hat extra angerufen und mir einen freien Platz reserviert. Ich riskiere doch nicht meinen Therapieplatz. Es dauert viel zu lange, bis du wieder hier bist. Fahr mich lieber mit Gigis Wagen zum Bahnhof. Von da kann ich dann einen Zug nehmen. Gigi gibt uns ihr Auto bestimmt. Und im übrigen wohnt sie hier im Haus, falls du das vergessen haben solltest. Eine relativ einfache Lösung für mein Problem!«

Zuerst blickte Gerd mich bitterböse an, aber dann begann er zu betteln: »Warte doch bitte auf mich. Wir haben doch noch genug Zeit. Ich bringe dich schon hin!«

Seine beschwichtigende, gleichgültige Art, die ich nur zu gut kannte, brachte mich zur Weißglut. Ich war wie von Sinnen. Er setzte sich – inzwischen auch wutentbrannt – in den Wagen, und ich schrie hinter ihm her: »Wenn du jetzt fährst, nur um mal wieder deinen Dickschädel durchzusetzen, dann bin ich gleich nicht mehr da. Das schwöre ich dir!«

Mit Tränen in den Augen sah er mich an und fuhr plötzlich wie ein Irrer aus der Einfahrt des Grundstücks hinaus.

»So, das war's dann mal wieder! Ich fahre doch nicht 250 Kilometer mit einem wildgewordenen Ehemann am Steuer. Dann redet er nicht, ist sowieso nur sauer auf mich und womöglich sieht er unterwegs noch rot. Oh, nein. Ohne mich. Der kann mich mal«, redete ich mit mir selbst. Ich hatte schlichtweg Angst um mich und mein Leben. Sein Verhalten in der letzten Zeit und seine verbalen Attacken flößten mir Furcht ein, obwohl er mir noch nie körperlich etwas zu leide getan hatte. Doch er drohte hin und wieder damit. Ich sah ihn vor mir, so wie er mich in den letzten Monaten immer wieder angeschrien hatte: »Du willst doch immer nur recht haben. Du denkst doch nur an dich. Dann hau doch ab, wenn du weg willst. Aber die Kinder, die Kinder kriegst du nicht. Das schwöre ich dir. Irgendwas passiert hier, das kannst du mir glauben!«

Während er so herumschrie, verzog sich sein Gesicht stets zu einer grotesken Maske. Seine Augen schienen mich dann durchbohren zu wollen, und ich bekam Angst. Drohend baute er sich dann vor mir auf und schien kurz vor einer Kurzschlußhandlung zu stehen.

Die Angst davor, daß mich irgend jemand noch daran hindern könne, in die Klinik zu fahren, ließ mich handeln. Vergessen war die Panik vor dem, was da auf mich zukommen mochte. Vergessen waren die Worte der sogenannten »guten« Freunde: »Na, geht's ab in die Klapsmühle!« Plötzlich schien mir die Klinik die einzige Rettung zu sein. Was mich dort konkret erwartete, war nicht mehr wichtig. Erst mal hinkommen, das war mein Ziel. So saß ich nun da, zurückgelassen in der Wohnung und wollte nur noch weg. Mir war auf einmal alles gleichgültig. Für die Kinder hatte ich gut vorgesorgt. Um sie brauchte ich mir keine Gedanken zu machen. Aber ich wußte auch, daß ich sie jetzt allein lassen mußte, sonst könnte ich ihnen nie wieder eine gute Mutter sein.

Fieberhaft begann ich damit, meine Abreise umzuorganisieren. Noch am selben Morgen saß ich um 11 Uhr im Wagen meines Bruders, der mich an mein Ziel brachte. Er stellte keine Fragen und redete auch nicht viel. Hin und wieder ließ er sich eine Zigarette drehen. Sein rechter Arm war eingegipst. Er mußte sich sehr auf die Straße konzentrieren und kam so nicht auf die Idee, peinliche Fragen zu stellen. Dies kam mir sehr entgegen. So konnte ich meinen Gedanken schweifen lassen ...

Womit hatte all der Ärger bloß angefangen? Als ich bei Gerd einzog und feststellte, daß sein Vater zu viel trank, genau wie seine Mutter, die auch noch psychisch krank war? Oder als ich feststellte, daß seine Schwester Ulrike dank durch die Abhängigkeit von den Eltern und ihrem Bruder kaum lebensfähig war? Als sie in schlechte Gesellschaft geriet, mich mit dem Tod bedrohte und als Erbschleicherin bezeichnete? Als sein Vater begann, mich wie einen Schmarotzer zu behandeln und zu beschimpfen? Als Ulrike starb? Als ich auszog aus dem Haus, in dem ich so viele Tränen geweint hatte? Als ich so dumm war, aus Liebe zu Gerd wieder in dieses mir so verhaßte Haus zurückzukehren? Als seine Eltern plötzlich und ohne unser Wissen in das Altenpflegeheim gingen und Gerd dadurch handlungsunfähig wurde? Als wir erfuhren, daß wir eine Unsumme für Pflegekosten zahlen mußten? War es der sich jahrelang hinziehende Prozeß um die Kostenübernahme? War es, als mein Vater starb? Als Gerd kurz vor einem Nervenzusammenbruch stand, aber ich selbst ihn dann erlitt? Oder aber erst, als ich endlich begann, rot zu sehen und mich gegen diese Situationen zu wehren begann?

Alle Ereignisse, die mich so erschüttert hatten, schwirrten mir quälend durch den Kopf. Ich kam mir vor wie ein übervolles Faß, das zuerst übergelaufen und dann in tausend Stücke zerbrochen war. So fühlte ich mich auch, zerrissen, nicht in tausend, nein in zigtausend Stücke.

Pünktlich um 14 Uhr setzte mein Bruder mich an der Pforte der Klinik ab. Er brachte noch die Koffer bis in die Vorhalle eines Gebäudes. Dann nahm er mich in den Arm und flüsterte mir zu: »Vielleicht kommst du ja in eine Schreigruppe. Dann kannst du deinen ganzen Frust herausbrüllen!« Er grinste mich an, drehte sich um und ging.

Das war typisch für ihn, so ist er, mein großer Bruder: Wenn er ausnahmsweise mal nichts zu sagen weiß, versucht er alles ins Lächerliche zu ziehen. Wir wußten damals beide noch nicht, daß an dieser Aussage nichts Lächerliches war!

»Es ist das erste Mal seit Papa tot ist, daß du mich wieder in den Arm genommen hast«, flüsterte ich hinter ihm her. Doch er war fort und hörte mich nicht mehr.

Plötzlich fühlte ich mich wie ausgelaugt und konnte mich kaum noch auf den Beinen halten. Doch seine vertraute Art hinterließ einen Hauch von Liebe und Zuneigung in mir und gab mir die Kraft und den Glauben, das Richtige gewollt zu haben und jetzt auch das Richtige zu tun. Ich brauchte wirklich Hilfe und war froh zu wissen, daß ich sie hier finden würde.

Trotzdem brach ich in Tränen aus. Eine Krankenschwester kam und erledigte mit mir die Formalitäten. Sie ging nicht auf meine Tränen ein, ignorierte sie. So schaffte ich es, mich einigermaßen zu beruhigen. Die Schwester brachte mich auch zu einem Aufenthaltsraum. Eine leicht geschwungene Treppe führte in diesen Saal. Sie stellte mir ein Kännchen Kaffee auf den Tisch und ließ mich dann alleine.

Ich sah mich um. Der Raum war sehr groß, mit vielen Tischen und Polstersesseln ausgestattet. In der Mitte des Raumes befand sich ein sehr großer, runder, dunkler Eßzimmertisch mit hohen Lehnstühlen davor. Es schien, als sei ich in einem riesigen Schloßsaal gelandet. Doch das Interesse für meine Umgebung erlosch schnell wieder. Dieser düstere Raum trug nicht gerade dazu bei, meine Stimmung zu verbessern, so groß und leer wie er war. Keine Menschenseele ließ sich sehen, und dann diese fürchterliche Stille.

Ich sah in meine Kaffeetasse und fing an, lautlos zu weinen. Die Anspannung der letzten Wochen und Monate machten sich bemerkbar. Doch hier war es mir egal, ob mich jemand weinen sah oder nicht. Endlich keine Kinder mehr, die mir mit traurigen Augen zusahen und sagten: »Mama, ist doch gut. Hör doch auf zu weinen. Es wird doch alles bestimmt wieder besser!« In ihren Augen sah ich die Ängste, die sie mit sich herumtragen mußten.

»Was soll nur aus ihnen werden?« schoß es mir durch den Kopf. Aber ich war momentan nicht in der Lage, richtig für sie zu sorgen. Instinktiv wußte ich, daß jetzt nur noch ich selbst wichtig war. Meine Gedanken taten mir so furchtbar weh, sie verursachten mir regelrecht körperliche Schmerzen. Inzwischen versuchte ich nicht einmal mehr, das Schluchzen, das mich schüttelte, zu unterdrücken. Ich kauerte mich in einen Polstersessel und wollte die Gedanken, die mich quälten, mit aller Kraft verscheuchen. Vor allen Dingen die an meinen toten Vater, die mich in letzter Zeit immer wieder schlagartig überfielen. »Warum, warum hast du mich alleine gelassen?« schluchzte ich. »Ich hatte doch noch tausend Fragen an dich und doch auch wieder keine. Du wolltest auf deine Tochter aufpassen. Das hast du jedenfalls immer wieder versprochen. Und nun?« Ich weinte so laut, daß eine andere Krankenschwester auf mich aufmerksam wurde. Sie stand plötzlich neben mir. Ich hatte sie nicht kommen gehört. Die Schwester streichelte mir sanft über den Rücken und redete mit leiser, angenehm klingender Stimme auf mich ein: »Nun beruhigen Sie sich mal. Denken Sie nicht an all die vergangenen Dinge. Jetzt sind Sie erst mal hier, und denken Sie nur an sich. So soll es für die nächste Zeit sein. Deshalb sind Sie schließlich gekommen, oder?«

Sie gab mir eine Broschüre über die Klinik, in der ich mich

befand, und entfernte sich leise. Durch die fürsorgliche Art der Schwester ein wenig beruhigt, weinte ich nicht mehr so hemmungslos. Sie hatte mir noch erzählt, daß die Patienten der Klinik gerade Mittagsruhe hielten, darum sei es im Moment so still hier. Sie wollte Normalität herstellen.

Ich versuchte, die Broschüre zu lesen. Bei folgenden Sätzen blieb ich hängen: »Bei unseren Behandlungen kommt es zu größeren und kleineren Krisen. Für den Patienten sind diese Phasen manchmal recht unangenehm, aber sie sind schnell vorbei. Dies zeigt an, daß eine Entwicklung eingeleitet ist.« Was dies konkret zu bedeuten hatte, sollte ich bald erfahren.

Doch zunächst dachte ich nur: »Was immer das auch heißen mag, davor hab' ich keine Angst. Was soll mir hier schon geschehen. Keine Operationen, keine Medikamente, keine Blutabnahme oder ähnliches. Aber verdammt noch mal, wieso zittere ich am ganzen Körper? Ob ich hier wirklich richtig bin?« Immer noch war keine Menschenseele in Sicht. »Vielleicht sind die hier ja alle verrückt?« Erschrocken über meine eigenen Gedanken starrte ich wieder in meine Kaffeetasse. »Ich mach' mich doch nur selbst fertig, wenn ich so weitermache«, gestand ich mir ein. Ich spürte, daß mein Zustand so etwas war wie ein Nervenzusammenbruch. Das Zittern hörte einfach nicht mehr auf.

Ich war verwirrt, als eine männliche Stimme mich mit meinem Vornamen ansprach. Ein Mann, zirka 45 Jahre alt, blondes gelocktes Haar, Brillenträger, kam auf mich zu und lächelte. Er beugte sich ein wenig zu mir herab und sagte: »Hallo Angelika. Ich heiße Will. Eigentlich ja Wilfried, aber alle nennen mich hier Will. Ich bin Patient dieser Klinik. Wir duzen uns hier alle sofort, dann ist der Anfang nicht so schwer. Ich freue mich, daß du meine Tischgenossin für die nächste Zeit sein wirst. Willst du mit mir nach unten kommen und Kaffee trinken? Die beiden anderen Mädels, die mit an unserem Tisch sitzen, werden bestimmt auch gleich kommen.«

Während er ununterbrochen auf mich einredete, leuchteten seine blauen Augen. Er hakte sich unter und zog mich sanft zur Tür. Ich war verwirrt und erfreut zugleich. Er führte mich die Treppe, die ich zuvor hochgegangen war, wieder hinab. Ein großer schwarzer Eisenhebel mußte umgelegt werden, damit man die schwere Tür zum Speisesaal öffnen konnte. Während ich den Raum betrachtete, wunderte ich mich immer noch darüber, daß dieser Fremde meinen Namen gekannt hatte. Oder sollte ich ihn doch schon einmal kennengelernt haben? Doch das war unwahrscheinlich. Dann sah ich: An dem Platz auf meinem Tisch befand sich eine Serviettentasche. Darauf lag ein Zettel mit meinem Namen. Daher wußte er ihn also!

Nachdem ein paar freundliche, aber belanglose Worte gewechselt worden waren, starrte ich wieder in meine Tasse. Die Tischgenossinnen mißfielen mir. Es lag wohl daran, daß ich grundsätzlich beschlossen hatte, mit niemanden mehr etwas zu tun haben zu wollen. Doch dieser Will, der überaus freundliche Mensch, hatte meinem festen Willen, mich daran auch zu halten, etwas zum Wanken gebracht.

Er war so nett und höflich. Ihm gegenüber konnte ich unmöglich abweisend reagieren. Aber all die anderen? Die interessierten mich nicht. Wahrscheinlich waren sie ja auch nicht so »normal« wie dieser Will. Ich hörte Stimmenwirrwarr. Der Saal hatte sich langsam mit Menschen, die in dieser Klinik zur Behandlung waren, gefüllt. Mit Patienten dieser Klinik. Angst stieg in mir auf. Um herauszufinden, wie solche Leute sind, mußte ich zwangsläufig meinen Blick wandern lassen. Es kostete mich aber viel Überwindung, den Kopf zu drehen und meinen Blick auf diese Mitpatienten zu richten. Vorsichtig betrachtete ich die Gesichter. Ganz leise begann Erleichterung sich in mir auszubreiten. »Was um alles auf dieser Welt hatte ich eigentlich erwartet? Leute, die sich beschlabbern? Leute, die sich benehmen, als seien sie in einem Schweinestall? Irre, die wirres Zeug von sich geben?« Schlagartig war mir bewußt, was für einen Schwachsinn ich geglaubt und was ich von den Menschen in der Klinik angenommen hatte. Ja, ich hatte mir von anderen die Hölle heiß machen lassen. Alle hatten Witze gerissen, die sich tief in mir festgesetzt hatten. »Oh, Mann, bin ich bescheuert! Die einzige, die hier nicht normal ist, scheine ja wohl ich zu sein«, tadelte ich mich jetzt selbst.

Keiner starrte mich an, so wie ich es eigentlich erwartet hatte. Niemand kümmerte sich sonderlich um mich, den Neuankömmling. Ich war da – und fertig. Und nun saß ich in verkrampfter Haltung kerzengerade auf meinem Stuhl. Die Finger ineinander verknotet und den Blick mal wieder auf meine Tasse gerichtet. Abermals stiegen mir Tränen in die Augen.

»Um Himmelswillen, nicht schon wieder!« schrie es in mir. Doch die Tränen fanden ihren Weg. Alles Schlucken half mir nicht mehr.

Aus Verzweiflung begann ich, die Tränen zu zählen, die in meine Tasse tropften. Ich wußte, daß es blödsinnig war, was ich da tat. Ich begann zu beten: »Lieber Gott! Bitte laß mich doch einfach im Erdboden verschwinden. Bitte, laß mich tot umfallen. Wenn die Leute wüßten, was ich von ihnen gedacht habe! Ich kann sie jetzt nicht einmal mehr ansehen. Ich schäme mich so sehr.«

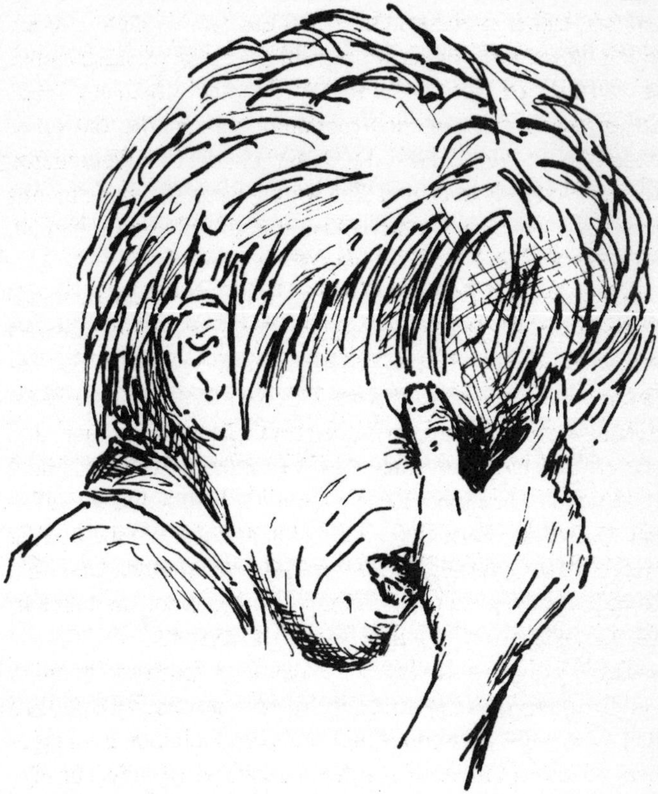

Will schreckte mich aus meinen Gedanken auf. Mit sehr ernster Stimme sprach er auf mich ein, und seine Augen sagten mir, daß er es ernst meinte mit dem, was er sagte: »Mach dir nichts daraus, Mädel. Weine ruhig, wenn dir danach zumute ist. Hier sitzt jeder mal mit Tränen in den Augen am Tisch. Du gewöhnst dich sehr schnell daran. Sei dankbar, daß du es noch kannst. Hier findest du Menschen, die das Weinen und Lachen verlernt haben und froh wären, wenn sie auch nur eins von beiden wieder könnten. Also hör auf, dich zu schämen. Ich seh dir doch an, daß du das tust.«

Auch meine Tischnachbarinnen zeigten mir unmißverständlich, daß sie die gleiche Meinung hatten, und kümmerten sich rührend um mich. Sie stellten keine neugierigen Fragen. Redeten einfach drauf los und erzählten, wie der Alltag in der Klinik so aussah. Mein Appetit kehrte schlagartig zurück, und ich begann langsam, mich ungezwungener zu benehmen. Inzwischen war der Speisesaal komplett gefüllt. Ich war überrascht, daß die Patienten zum größten Teil in meinem Alter waren. Aber auch sehr viele Jugendliche befanden sich hier. Die älteren Semester, die`ich eigentlich in einer solchen Klinik vermutet hatte, waren nur spärlich vertreten.

Um 15 Uhr sollte das erste Gespräch mit der für mich zuständigen Ärztin stattfinden. Wieder war es Will, der mir den Weg wies. »Du mußt hier aus dem Gebäude herausgehen, über den Innenhof auf die gegenüberliegende Tür. Die Treppe hinauf und durch die Verbindungstür durch. Dort ist ein kleiner, gemütlicher Vorraum. Da wartest du am besten. Deine Ärztin wird dich dann ansprechen. Ist übrigens 'ne tolle Frau. Sieht echt gut aus«, grinste Will.

»Na ja. Mal sehen, wie sie sein wird. Wenn Männer Frauen toll fanden, heißt das noch lange nichts«, dachte ich und machte mich auf den Weg. Ich fand den Raum und sah an einer Tür das Namensschild meiner Ärztin. Doch die Dame war nicht da. Verärgert setzte ich mich auf einen Stuhl und schaute mich um. Unruhig rutschte ich hin und her, um auf die Ärztin zu warten. Wieder kroch diese unbestimmte Angst in mir hoch. Eine schlanke Frau, kaum größer als ich, betrat den Raum. Sie sprach mich an: »Frau Walk?« Sie reichte mir die Hand und drückte fest zu. Der Händedruck gefiel mir, und sofort spürte ich so etwas wie Sympathie für diese Frau. Doch versuchte ich auch gleich, mich zur Ordnung zu rufen: »Sei nicht so vertrauensselig. Vorsicht! Du weißt nicht, was sie mit dir hier vorhaben.«

Die Ärztin hatte kurzgeschnittenes Haar. Braune Augen. Auf mich wirkten diese Augen, wie die eines Rehes. Aufmerksam und interessiert. Altersmäßig schätzte ich sie auch kaum viel älter als ich selbst war. Ich folgte ihr in ein Behandlungszimmer. Ohne viele Worte führte die Ärztin eine Untersuchung meines Körpers durch. Reflexe, Herztöne und ähnliches wurden kontrolliert. Eben das Übliche bei einer Erstuntersuchung.

»Womit kann ich Ihnen helfen, Frau Walk?« Ich verstand sie kaum, so leise sprach sie. Ich wurde unsicher und versuchte, in Worte zu fassen, was mich quälte. Ich redete und redete. Bald wußte ich nicht mehr, wo mir der Kopf stand. Merkwürdigerweise klagte ich wenig über meine Ehe. Ein Satz ging mir nicht mehr aus dem Sinn. Und den sprach ich auch aus: »Ich habe keinen Bezug zu meiner Umwelt mehr. Ich meine damit nicht meine Mitmenschen, sondern die Bäume, die Blumen, das Wasser, mir fehlt einfach die Natur.« Ich hätte alles auch einfacher ausdrücken und sagen können: »Ich habe zu Nichts mehr Lust und keinen Spaß mehr an meinem Leben und ich fühle mich innerlich zerrissen.« Aber ich denke, sie verstand meine Botschaft trotzdem.

Sehr aufgewühlt und verwirrt fand ich mich nach dem Gespräch in meinem Zuhause-für-die-nächste-Zeit wieder. Für die kommenden fünfeinhalb Wochen sollte dieser Raum mein Zufluchtsort werden. Zwei ältere Damen stellten sich als meine Zimmergenossinnen vor und verabschiedeten sich auch gleich wieder. Sie hatten bemerkt, daß ich sehr durcheinander war. Ich setzte mich auf mein Bett und betrachtete alles.

Das Zimmer war sehr geräumig. Ein Wandschrank mit drei Türen befand sich auf der einen Seite des Raumes. Daneben waren zwei Waschtische, die man tagsüber hinter einem Vorhang verschwinden lassen konnte. Drei Betten gab es hier, einschließlich dem, auf dem ich gerade saß. Kleine Nachtkonsolen standen jeweils daneben. In der Mitte des Zimmers sah ich einen großen runden Tisch mit drei Stühlen davor. Das ganze Mobiliar war aus einem hellen Holz gefertigt und ließ den Raum sehr gemütlich erscheinen. Zwei große Fenster, eins über dem Bett an der einen und eins über dem in der anderen Ecke, gaben dem Raum genügend Licht. Selbst wenn die Vorhänge zugezogen waren, wirkte er noch hell. Dieses Zimmer erinnerte nicht im geringsten an ein Krankenhaus. Eher an ein Hotelzimmer oder an das Kinderzimmer meiner ersten kleinen Freundin. Wehmütig dachte ich an Margit. Ein großer Schmerz machte sich in meinem Herzen breit. »Verdammt noch mal. Kann ich denn immer nur voller Traurigkeit an irgendwas denken?«

Zu jener Zeit war sie meine einzige Freundin gewesen. Ich war gerade in die Schule gekommen und lernte Margit schon am ersten Tag kennen. Täglich spielten wir miteinander. Ihre Eltern waren sehr lieb und nahmen mich auf wie ein eigenes Kind. Sie hatten neben Margit noch zwei andere Töchter. Ich selbst hatte eine große Schwester, zwei ältere Brüder und einen jüngeren Bruder. Wir lebten damals in einer Zweizimmerwohnung mit meinen Eltern und eine Zeitlang noch mit meiner Oma zusammen, bis diese irgendwann wieder auszog. Meine Mutter suchte in der Zeit verständlicherweise eine neue Wohnung für die große Familie, und als sie endlich eine gefunden hatte, war sie sehr glücklich. Alle waren glücklich. Nur ich nicht. Keiner sah meinen Schmerz. Ich wollte nicht weg. Niemand bemerkte die Verzweiflung, die an mir nagte. Auch Margit schien keine Probleme mit unserem Umzug zu haben. »Wir sehen uns trotzdem noch«, war ihr beschwichtigender Kommentar zu dieser Angelegenheit. Ich wußte jedoch: Die Entfernung zu meiner Freundin würde zu groß sein, um sie wie bisher jeden Tag zu sehen. So schnell würden wir uns nicht wiedersehen.

Der Morgen des Umzuges war grauenvoll. Ich weinte mir die Augen aus. Mutter tobte, weil sie endlich losfahren wollte. Wenn ich mich richtig erinnere, war mein Vater schon mit einem LKW vorausgefahren. Ich lag in den Armen der Mutter meiner Freundin und weinte fürchterlich, so allein gelassen und unverstanden fühlte ich mich.

Wieder flossen die Tränen – und ich spürte, wie sie mir über die Wangen liefen. Schnell wischte ich sie fort und bemerkte, wo ich mich gegenwärtig befand.

Die Gier nach Zigaretten trieb mich auf den Balkon des Klinikgebäudes. Im Zimmer herrschte Rauchverbot, da meine Zimmergenossinnen Nichtraucherinnen waren. Es störte mich nicht weiter, rausgehen zu müssen. »Gott sei Dank, der Balkon ist leer«, schoß es mir durch den Kopf. Ich schaute in den blauen Himmel und bemerkte erst jetzt, daß es schon den ganzen Tag über sehr schön gewesen war.

Meine Gedanken wanderten heimwärts. »Ob Gerd wohl noch sauer ist? Wahrscheinlich kocht er vor Wut. Gut, daß ich wegen der Kinder vorher alles regeln konnte. Bei Gigi sind sie gut aufgehoben. Oh, Mann. Was habe ich mir alles geschworen, als ich euch zwei Süßen in die Welt gesetzt habe. Nie, niemals solltet ihr unter einer schlechten Ehe leiden. Und nun? Chaos ohne Ende. Die Mutter mit den Nerven am Ende und krank. Der Vater wahrscheinlich ebenso. Wie soll es bloß weitergehen? Meine Ehe ist ein Trümmerhaufen. Zerschlagen in zwölf Ehejahren! Ach ja, in zwei Tagen sind es genau zwölf Jahre.«

Plötzlich erschrak ich, wurde aus meinen Gedanken gerissen und ließ vor Panik die Zigarette fallen. In meinen Ohren dröhnte es. Eine Glocke, die an einem Balken ganz in meiner Nähe hing, wurde kräftig von einer Krankenschwester geschlagen. Mit einer Hand hielt ich mir das rechte Ohr zu. Ich muß wohl ziemlich blöd ausgesehen haben, denn Will und die anderen, die inzwischen den Balkon betreten hatten, lachten herzlich über mich. »Da gewöhn dich mal dran. Das passiert dreimal am Tag. Zum Frühstück, zum Mittagessen und zum Abendbrot!«

Will hakte sich unter und führte mich wieder einmal in den Speisesaal. Wie eine Schlafwandlerin fühlte ich mich in der Schlange, in der mich Will abgestellt hatte. Erst als ich einen Teller von ihm in die Hand gedrückt bekam, begriff ich, daß ich an einem Büfett stand. Es gab reichlich und von allem möglichen etwas. Für jeden Gaumen eine Freude. Verschiedenartige Getränke standen bereit, natürlich alle alkoholfrei. »Na, wenn das jeden Abend so sein sollte, werde ich hier wohl ein paar Kilo zulegen. Na, was soll's«, dachte ich und langte kräftig zu.

An diesem Abend hatte ich schon weniger Probleme, mich am Tisch zu unterhalten. Trotzdem war ich froh, als ich nach dem Essen auf mein Zimmer verschwinden konnte. Aber um 19.30 Uhr mußten alle Patienten wieder im Speisesaal erscheinen, zum sogenannten Abendgespräch. Ein Mitarbeiter der Klinik hielt an diesem Abend einen Vortrag über autogenes Training. Es langweilte mich, da ich diese Art der Entspannung schon kannte. All die Regeln hatte mir mein Arzt bereits beigebracht.

Nach einer Stunde konnten wir wieder in unsere Zimmer. Dort angekommen bemerkte ich bestürzt, daß eine Zimmergenossin fürchterlich anfing zu stottern und dabei merkwürdig nach Luft schnappte. Da ich aber nicht richtig verstand, was sie wollte, sagte ich relativ schnell »Gute Nacht« und kuschelte mich unter meine Bettdecke. Ich hatte Angst, daß sie bemerken könnte, welche Probleme ich mit ihrer Aussprache hatte und daß sie vielleicht deswegen verletzt wäre. Andererseits fragte ich mich, was mich die Unzulänglichkeiten der anderen hier angingen? Ich hatte ja wohl genug eigene schwere Probleme. Doch wie schnell mich die Probleme der anderen interessieren würden, sollte sich sehr bald zeigen. Und das war mein Glück.

Ich drehte mich in meinem Bett zur Wand, weinte bitterlich und versuchte, Schlaf zu finden, der nicht so bald kommen wollte. Niemand sprach mich an oder versuchte, mich zu trösten. Und wie sehr sehnte ich mich nach einem Menschen, der mich verstand und mit mir fühlte. Doch das konnte, ja durfte ich nicht zugeben.

In Gedanken wanderte ich zwölf Jahre zurück, in die Zeit, in der ich meinen Mann kennengelernt hatte ...

Ich war damals gerade stinksauer auf einen anderen, der unsere Liebesbeziehung jäh beendet hatte. Dieser Freund hatte unsere Beziehung mit den mich sehr verletzenden Worten beendet: »Wenn du unbedingt willst, können wir ja so lange zusammen bleiben, bis ich zu Ende studiert habe. Aber dann muß ich mich nach jemandem anderen umsehen. Jemanden, der besser zu mir paßt.«

Er hatte den Satz noch nicht ganz ausgesprochen, als er von mir eine Ohrfeige verpaßt bekam. Ich rannte heim zu meinen Eltern und heulte mir die Augen aus, weil ich so dumm und naiv gewesen war, mich mit ihm einzulassen.

Meine Mutter meinte es damals gut mit mir und hielt mir eine Zeitung unter die Nase mit der Bemerkung: »Sieh nur Kindchen, auch andere Mütter haben schöne Söhne. Wein dich aus, und denk nicht mehr daran.« Doch ich wurde dadurch noch wütender und riß ihr die Zeitung aus der Hand. Sie hatte die Kontaktanzeigen aufgeschlagen. Mit geschlossenen Augen zeigte ich blind auf eine Anzeige und dachte beschwörerisch: »Dich erwischt es jetzt hammerhart, mein Freund!«

Dann öffnete ich die Augen und laß die Anzeige: »Suche Mädchen zwecks Dauerfreundschaft. Bin gelernter Gärtner, 23 Jahre alt und nur an ernstgemeinten Zuschriften interessiert.« Irgend etwas an der Annonce berührte mich, mehr als ich es wahrhaben wollte – trotz meiner Wut wegen der gerade erlebten Kränkung. Deswegen rief ich den jungen Mann kurzentschlossen an, und er war mir sofort sympathisch. Aber eigentlich wollte ich ja garkeine neue Beziehung eingehen. Damals war ich gerade 18 Jahre alt und plante, mein Leben nur noch zu genießen. Trotzdem ließ ich mich von ihm überreden, ihn zu treffen. Vielleicht konnte ich dann meinen Ärger ablassen. Aber als er dann vor mir saß, konnte ich ihn nicht belügen. Ich erzählte ihm von meiner Situation und gestand ihm sogar, aus welch niederen Beweggründen ich auf seine Anzeige reagiert hatte. Aber welch Wunder: Er zeigte Verständnis für mich! Hinzu kam, daß er ebenfalls erst vor kurzer Zeit eine Beziehung beendet hatte und sich nur zu gut vorstellen konnte, was ich gerade durchmachte.

Gerd wirkte so reif auf mich, und er hatte eine abgeschlossene Berufsausbildung, einen eigenen Wagen, sogar eine eigene Wohnung. Ich dagegen saß damals noch daheim bei Mama und Papa und steckte mitten in der Ausbildung zur Arzthelferin.

Nach dieser ersten Verabredung sahen wir uns hin und wieder und wurden allmählich Freunde, doch nach einiger Zeit verliebte er sich in mich. Mir war dies garnicht recht, und als er das merkte, zog er sich wortlos zurück. Sechs Wochen später gestand ich mir endlich ein, wie sehr ich ihn und seine ruhige Art vermißte, und weinte um eine Freundschaft, die keine mehr war. Kurzentschlossen rief ich ihn an, bat ihn, sich wieder zu melden.

Obwohl es ihm schwerfiel, gab er unserer Beziehung noch einmal eine Chance. Langsam entwickelte sich auch bei mir eine zarte Bindung zu ihm. Er bat mich, zu ihm zu ziehen, damit ich in Ruhe meine Lehre beenden konnte, denn meine Eltern hatten zu jener Zeit eine schwere Ehekrise, unter der ich sehr litt.

Gerd wollte mir helfen, wollte mich da rausholen. Voller Dankbarkeit ergriff ich diesen Strohhalm und zog zu ihm. Seine Eltern wohnten im selben Haus wie er. Nach drei Tagen war mir klar, daß sie keine gute Ehe führten. Der Vater benahm sich wie ein Diktator, und seine Mutter hatte sich ihm bedingungslos untergeordnet. Die Schwester wurde systematisch ans Haus gebunden und jeder Freiheit beraubt. Als mir das klar wurde, hätte ich meine Sachen direkt wieder einpacken und so schnell wie möglich versuchen sollen, auf eigenen Füßen zu stehen, denn ich hätte wissen müssen, wieviel Leid da auf mich zukommen würde. Doch inzwischen war ich sicher, meinen Freund zu lieben. Und mit den, den man liebt, mit dem geht man durch dick und dünn. Zumindest will man es versuchen.

Tapfer nahm ich mir vor, für diese Beziehung zu kämpfen.

Oberflächlich gesehen, schien Gerd keine enge Bindung zu seinen Eltern zu haben, doch in Wirklichkeit war alles ganz anders. Doch er hatte auch Glück im Unglück. Er war ja der einzige Sohn seines Vaters. Ein Mann hat etwas zu leisten und für seine Familie zu sorgen, das signalisierte er ihm. Also durfte er außer Haus, durfte in die Lehre und beim Bund Zucht und Ordnung lernen. Gerd hatte also trotz allem seine Freiheit. Er litt nie so unter der Bevormundung wie ich später.

Gemäß dem Motto seines Vaters, nur Arbeiten bringe weiter, plante er, demnächst eine eigene Firma zu gründen. Es würden harte Zeiten auf uns zukommen, eröffnete er mir, aber er würde schwer und lange arbeiten, damit es uns eines Tages richtig gutgehen würde. Als er mir von seinen Plänen erzählte, sah ich ihn an und sagte: »Zusammen schaffen wir das schon. Wir gehen durch dick und dünn und halten zusammen.«

Drei Monate später verlobten wir uns, nach einem Jahr heirateten wir, und noch ein Jahr später wurde mein Sohn geboren. In jenem Jahr machte er sich dann nebenberuflich selbständig. Drei Jahre später kam unsere Tochter auf die Welt. Durch all die finanziell und emotional schweren Zeiten ging ich mit ihm und schaffte es immer wieder, zu ihm zu halten und ihn zu unterstützen. Immerhin etwas mehr als elf Jahre.

Bis zu dem Tag an dem ich zusammenbrach. In dieser Nacht verfluchte ich die Zeitungsannonce, meine Mutter, meinen Mann und mich selbst: »Hätte ich doch bloß nie dieses blöde Blatt in die Finger bekommen!« Nach all den aufwühlenden Erinnerungen schlief ich unruhig und hatte merkwürdige Träume in der ersten Nacht in der Klinik.

Am nächsten Morgen erwachte ich schweißgebadet. Meine schlechten Träume ließen mich aber nicht los und verdarben mir die Laune für den kommenden Tag. Mißmutig stand ich um sechs Uhr in der Frühe auf – das war etwas, was ich schon in den letzten Monaten abgrundtief gehaßt hatte. Oft lag ich tagelang nur im Bett, ohne mich ein einziges Mal zu erheben. Die Depression hatte mich antriebslos gemacht, apathisch.

Ich schlich mich leise aus dem Zimmer, vorbei an dem Aufenthaltsraum, rechts herum zur Dusche, die sich auf dem Flur befand. Nach dem Waschen setzte ich mich im Bademantel auf den Balkon, um eine Zigarette zu rauchen. Ich begriff zu diesem Zeitpunkt eigentlich immer noch gar nicht, daß ich tatsächlich nun in einer Klinik für seelisch Kranke angekommen war.

Eine Tür, direkt gegenüber von mir, ging auf. Ein Mann, etwa 40 Jahre alt, schlurfte auf den Balkon. »Guten Morgen«, sagte er mit fremdländischem Akzent. Seine Stimme klang angenehm. Wieso fiel mir das auf? Er schaute in den Himmel und sagte nichts mehr. »Gott sei dank!« flüsterte ich mir zu, »wieder jemand, der dich in Ruhe läßt.« »Bitte schön«, sagte der Mann, drückte seine Zigarette aus und ging Richtung Dusche davon. Was sollte das denn?

Nach dem Frühstück zeigte Will mir den Weg in die Bäderabteilung. Ich mußte die Treppe hinunter, aus dem Gebäude hinaus und rechts vom Innenhof Steintreppen wieder hinauf, an den Einzelzimmern vorbei. Man nannte diese Räume auch die Privatpavillions. Sie waren flach und hatten jeweils eine separate Toilette und ein eigenes Bad. Die meisten Türen standen offen. Einige Patienten rauchten oder lasen Zeitung. Sie hatten kleine Tische vor ihren Räumen stehen. Sie grüßten freundlich, was mich merkwürdigerweise ärgerte. Dahinter ging es in ein neues Gebäude. Vor mir hing an einer Tür das Hinweisschild »Physikalische Abteilung«. Rechts davon führte eine weite Wendeltreppe hinauf. An der Wand eine Leuchttafel, die blinkte: »Bitte Ruhe! Therapie!«

Ich öffnete die Tür zur Bäderabteilung und befand mich in einem langen Flur. Medizinische Gerüche stiegen mir in die Nase. Zum ersten Mal empfand ich die Krankenhausatmosphäre als bedrückend. Eine freundliche Schwester wies mich zu einem Raum. Dort zog ich mich aus und stieg in die vorbereitete Badewanne. Meine erste Therapiestunde hatte begonnen.

Ich lag in einem Beruhigungsbad mit Baldrianextrakten. Es tat gut, so im warmen Wasser zu schweben. Ich schloß die Augen und versuchte, einfach zu entspannen. Bald hatte ich die Welt um mich herum vergessen. Von irgendwoher hörte ich dumpfe Töne. Sie hatten einen ganz eigenen Rhythmus. Ich vermutete, daß es keine Radiomusik war. Doch störend waren sie nicht. In Gedanken versuchte ich, diesem Rhythmus zu folgen, und stellte mir vor, daß die Musikanten Patienten wären, die ihren Gefühlen mit Hilfe von Musikinstrumenten Ausdruck verliehen.

Ich zuckte zusammen, als mich eine Stimme ansprach: »Frau Walk? Ihre Zeit ist vorbei. Ziehen Sie sich an und begeben sich zur Ruhe auf Ihr Zimmer. Und bitte 30 Minuten zugedeckt liegenbleiben.«

Inzwischen war der eben noch so ruhige Rhythmus zu einem ohrenbetäubenden Lärm angeschwollen. Später erfuhr ich, daß die Musik tatsächlich von Patienten stammte, einige aber in Wut geraten waren und wie verrückt auf ihre Trommeln und Blechgeräte eingehämmert hatten. Das machte mir jetzt Angst. Ich versuchte, die Ruhepause einzuhalten, konnte sie jedoch nicht genießen.

Mein Therapieplan sah als zweiten Therapieschritt *Musik passiv* vor. Ich wollte unbedingt wissen, was das war, und freute mich sogar ein wenig darauf. Doch wenn ich zu diesem Zeitpunkt gewußt hätte, was da auf mich zukam, hätte ich wahrscheinlich gleich das Weite gesucht.

Mit gemischten Gefühlen – denn die Angst begleitete mich nach wie vor – kletterte ich die vielen Treppen bis unter das Dach hinauf zu dem kleinen Therapieraum, in dem alles stattfinden sollte. Ich begab mich direkt ans Fenster. Um mich nicht mit den anwesenden Patienten unterhalten zu müssen, öffnete ich es und schaute hinaus. Von hier oben konnte ich das Schwimmbad der Klinik sehen: »Ein Witz! Ziemlich klein das Ding. Schwimmst du zwei Züge, stößt du dir die Rübe«, ging es mir durch den Kopf.

Doch leider hatte ich nicht lange Zeit zu schauen, denn der Therapeut erschien. Der Raum war sehr klein. Beängstigend klein. Ich nahm mir genau wie die anderen eine Gummimatte und legte sie auf den Boden. Es wurde nicht viel geredet. Und wenn doch, dann flüsterten die Patienten leise. Mein ungutes Gefühl wurde immer mehr zur Beklemmung. Ich mochte die Menschen um mich herum nicht ansehen, den Therapeuten erst recht nicht. Dieser setzte sich auf einen Stuhl und begann zu erklären: »Bitte legen Sie sich entspannt auf den Rücken. Sie hören jetzt Musik. Beurteilen Sie diese nicht. Lassen Sie sie nur auf sich wirken. Achten

Sie auf Ihre Gefühle während dieser Zeit. Sie haben anschließend die Möglichkeit, mit mir über das Erlebte zu reden. Sie müssen aber nicht. Sie tun hier alles aus freien Stücken, und niemand kann Sie zu etwas zwingen, was Sie nicht möchten. Bitte legen Sie sich jetzt hin.«

Ich mußte daran denken, wie ich zu Hause in den letzten Jahren immer im Wohnzimmer auf dem Boden gelegen und klassischer Musik gelauscht hatte. Mein Vater hatte mir diese Art von Musik nahegebracht. Leider kamen mir stets die Tränen, wenn ich mich von den Tönen tragen ließ. Deshalb stieg in mir auch jetzt ein ungutes Gefühl hoch. Ich bekam kaum noch Luft. Panische Angst breitete sich in mir aus. Ein Schweißausbruch überkam mich. In Gedanken betete ich: »Oh, mein Gott. Bitte, bitte keine Klassik. Bitte, bitte nicht.« Leise erklang dennoch die gefürchtete Musik und traf mich mitten ins Herz. Ich habe ein schlechtes Gedächtnis für Namen und Stücke, doch ich kannte diese Musik, die ich da hörte, in- und auswendig. Es war eins der Stücke, die ich liebgewonnen hatte.

»Was mach ich denn jetzt bloß?« Die Tränen schossen mir in die Augen. »Ich schaff das schon, ich schaff das schon«, redete ich mir gut zu. Ich schluckte und schluckte, doch der Kloß in meinem Hals wurde immer dicker. Meine rechte Hand griff nach meinem Pulli, den ich zuvor ausgezogen hatte. Ich krallte mich daran fest, in der Hoffnung, so dem Tränenfluß Einhalt gebieten zu können. Meine Fingerknöchel taten weh. Ich bemerkte, daß mein Gesicht naß wurde. Meine Hand lockerte sich. Dann gab ich schließlich den sinnlosen Kampf gegen die Trauer, die mich durchdrang, auf. Durch meine geschlossenen Augenlider suchten sich die Tränen ihren Weg. Rinnsale bildeten sich rechts und links an meinen Ohren vorbei. Kein Laut kam von meinen Lippen. Doch es wurde schlimmer und schlimmer. Ich begann schließlich zu schluchzen. Verzweifelt drehte ich mich in die Bauchlage. Dabei zog ich meinen Pulli mit und drückte ihn mir vor das Gesicht. Ich versuchte, die Laute zu ersticken. Ein Heulkrampf schüttelte mich. Ich trat mit den Füßen gegen den Boden. Das kleine Mädchen in mir kam wieder zum Vorschein und ließ sich nicht mehr verscheuchen. »Oh, Papi, Papi, hilf mir«, war alles was ich in diesem Moment denken konnte. Ich war so stolz auf mich gewesen, weil ich damals so wenig geheult hatte, als mein Vater gestorben war. Ob das wohl so richtig gewesen war?

Sechs Wochen Krankenhausbesuche bei meinem Vater zogen an meinen inneren Augen vorüber. Dreimal täglich war ich zu ihm gegangen. Meine Nachbarin ermöglichte es mir, diese Zeit meinem Vater zu schenken, indem sie sich rührend um meine Kinder und mich kümmerte. Nie kam ein Wort, daß es ihr langsam zuviel würde. So konnte ich mich voll auf meinem Vater konzentrieren. Und das wollte ich unbedingt. Ich hatte zahlreiche Gründe dafür. Aber daß mein schlechtes Gewissen der Hauptgrund war, sollte ich erst hier in der Klinik herausfinden.

Ich sah ihn, wie er, schon halb verhungert, durch das Krankenhaus, in dem er war, irrte. Oft sprach er gar nicht, wollte nur ins Raucherzimmer. Übelkeit machte ihm zu schaffen. Wenn ich ihn so sah, konnte ich nicht begreifen, daß eine bösartige Geschwulst im Hals ihn so zurichtete und sein Leben bald beenden sollte. Durch Morphium geschwächt redete er nur noch wirres Zeug und versuchte trotzdem, um sein Bewußtsein zu kämpfen. All die Lügen, die ich ihm in dieser Zeit aufgetischt hatte, um ihm ein wenig Hoffnung zu geben, gingen mir durch den Kopf. Ich kämpfte um ihn, nur noch um einen Sommer mehr. Nur einen einzigen Sommer. Vergeblich.

Seine letzten Atemzüge erlebte ich, während ich seine Hand hielt. Seine Augen richteten sich ein letztes Mal auf mich, und zu meiner Verwunderung waren diese vollkommen klar. Ein wissendes Leuchten stand in seinen Augen. Während dieses Leuchten langsam verschwand und sein Blick starr in Richtung Zimmerdecke ging, spürte ich, wie eine angenehme Hitze in mir aufstieg, beginnend in den Fußspitzen. Bis sie in meinem Kopf angelangt war, vergingen nur Minuten. In dieser Zeit beobachtete ich, wie langsam das Lebens aus seinem Körper wich. Ich hatte den Eindruck, etwas von ihm geschenkt zu bekommen, aber ich konnte nicht wissen oder ahnen, was da mit mir geschah. Ich hatte keine Angst, fühlte nicht mal Panik oder Trauer. Etwas verwundert registrierte ich, daß es mir gutging und ich soeben etwas sehr Schönes erlebt haben mußte, obwohl der Schmerz in meinem Herzen mich schier zu zerreißen drohte.

Die Wärme brachte mich zur Besinnung. Plötzlich spürte ich sie wieder. Sie war da und machte mich ruhiger. Schlagartig hörte ich auf zu heulen. Ich war wieder im Behandlungszimmer. Trockenes Schluchzen schüttelte meinen Körper. Um mich herum Stille. Anscheinend sprach der Therapeut zu mir: »Wollen Sie darüber reden?« Ich schüttelte den Kopf, immer noch im Pullover vergraben. Ich schämte mich. Mir war klar, daß ich irgendwie aus diesem Raum herauskommen mußte, aber ich konnte die anderen Patienten jetzt unmöglich ansehen. Mein Pullover war tränendurchtränkt, die Nase lief, und ich hatte kein Taschentuch. Meine ganze Sorge konzentrierte sich auf ein Taschentuch, das ich nicht hatte. »Bloß nicht darüber nachdenken, was hier gerade mit mir passiert ist«, befahl ich mir selbst.

Blitzartig raffte ich mich auf, hielt den Pulli vor mein Gesicht und rannte im Dauerlauf die Treppen hinunter, hinüber ins andere Gebäude, hinein in mein Zimmer, das Gott sei Dank leer war, und drehte den Wasserhahn auf. Ich versuchte, die Spuren der Tränen mit Wasser zu beseitigen, doch gelang mir das nicht. Dann sah ich in den Spiegel. Dicke, verquollene Augen blickten mich an. Sie schimmerten immer noch feucht. Allerdings stand in ihnen ein Leuchten, das mir nur einmal, vor langer, langer Zeit aufgefallen war. Als ich noch jung und hübsch war, pflegte ich zu sagen. Wieder hatte ich das Gefühl, einer Fremden ins Gesicht zu sehen.

»Bloß jetzt nicht nachdenken. Bloß nicht ins Grübeln kommen«, stammelte ich vor mich hin. Dies waren die ersten heilsamen Tränen der Trauer um meinen Vater. Ich hätte besser daran getan, jetzt schon darüber nachzudenken. Aber ich war noch nicht so weit, eigentlich lehnte ich die Klinik immer noch ab. Was mich hierhin gebracht hatte, war die Verzweiflung, aber Vertrauen hatte ich noch lange nicht gefaßt. Um nicht von meinen Gedanken überwältigt zu werden, sprach ich mit meinem mir so fremden Spiegelbild: »Willkommen, Froschauge! Siehst ja mal wieder toll aus heute. Echt Klasse. Scheiße, ich brauche eine Zigarette. Egal! Raus mit dir, aber dalli!«

Während ich rauchte und fragte ich mich, was der Blödsinn von vorhin eigentlich sollte. Ich mußte das alles erst mal verdauen. Eine Patientin lud mich zum Kaffee ein. Dankbar für die Ablenkung nahm ich die Einladung an. Eigentlich wollte ich ja mit niemandem etwas zu tun haben, doch um meiner Gedankenwelt zu entfliehen, gestattete ich mir diesen Kontakt zu einem anderen Menschen. Im Grunde war dieses Argument nur eine Ausrede vor mir selbst, denn trotz aller Ablehnung meinerseits fand ich einige Menschen in der Klinik recht sympathisch – diese Patientin eingeschlossen.

In der folgenden Stunde erfuhr ich einige Details aus dem Leben dieser Frau. Dieses junge Ding war bereits mehrmals sexuell mißbraucht worden, und sie fühlte sich für den Tod ihres Vaters verantwortlich. Sie war noch ein Kind gewesen, als ihr Vater starb. Er war nie zu einem Arzt gegangen, obwohl ihn seine Tochter mehrmals inständig darum gebeten hatte. Aber konnte sie dann Schuld am Tod ihres Vaters haben? Wohl kaum. Und wie konnte sie sich dennoch dafür verantwortlich fühlen? Ich verstand die Welt nicht mehr.

Aber irgendwie kamen mir angesichts solcher Erlebnisse meine Probleme plötzlich so unbedeutend vor. Was um alles auf der Welt hatte mich so weit getrieben, mein Leben als sinnlos zu betrachten? Ich wurde wütend auf die junge Frau. Ich wußte, daß es ungerecht war, aber Gefühle der Sympathie wollte ich ja um keinen Preis zeigen. So beschloß ich, weiterhin allen die kalte Schulter zu präsentieren. Ich wollte nicht von noch mehr Schicksalen hören, die meine eigene Situation klein und lächerlich erscheinen ließen. Denn eigentlich fühlte ich mich auch ganz wohl in meiner bedauerlichen Lage. Das wollte ich mir doch nicht wegnehmen lassen – das erkannte ich erst einige Tage später mit Hilfe meines Therapeuten. Natürlich war mir zuvor nie bewußt gewesen, warum ich mich ständig zu solch dummen Entscheidungen hinreißen ließ, was der Motor für meine Handlungen war. Und das machte mir mein Leben auch so unerträglich.

Nach dem Mittagessen stand Massage auf meinem Therapieplan. Na, da konnte mir ja solch eine Blamage wie am Morgen wohl kaum passieren. Ich freute mich darauf. Als der Masseur hereinkam, lag ich bereits in Bauchlage auf der Liege. Doch während der Massage begann ich schon wieder zu heulen. Unter Tränen und gleichzeitig verlegen lachend berichtete ich dem Therapeuten, warum ich schon wieder in Tränen ausbrach. Er versicherte mir, daß alle Therapeuten dazu da seien, intensiv zuzuhören. Ich faßte ein winziges Stückchen Vertrauen zu ihm und erzählte ganz offen, was mir durch den Kopf ging.

»Vor zwei Jahren hatte mir mein Orthopäde Krankengymnastik verordnet, wegen starker Rückenschmerzen«, begann ich. »Der Mann machte seine Sache sehr gut, und bald war ich schmerzfrei. Damals schwärmte ich meinem Mann von der tollen Behandlung vor. Und dem kam nichts anderes in den Sinn, mich zu fragen, ob es schön sei, von einem anderen Mann angefaßt zu werden. Ich hatte damals nicht kapiert, daß er nur eifersüchtig war. Er war sogar krankhaft eifersüchtig. Und das sollte ich noch zu spüren bekommen. Es war die Hölle für mich. Zwei Jahre lang behandelte er mich total schlecht. Zuerst bin ich nicht dahinter gekommen, was ihn so verändert hatte. Bis er mich schließlich fragte, ob ich ein Verhältnis mit dem jungen Mann hätte. Ich war wie vor dem Kopf geschlagen.«

Der Therapeut schaute mich skeptisch an und fragte mich daraufhin: »Wäre es Ihnen jetzt angenehmer, wenn eine Frau die Behandlung bei Ihnen übernähme?« Zum ersten Mal an diesem Tag konnte ich richtig lachen. »Mir ist es egal. *Ich* habe keine Probleme damit. Aber wenn es *Ihnen* jetzt widerstrebt, mich weiter zu behandeln, könnte ich es auch verstehen«, antwortete ich ihm. Er blieb mein Masseur, und er machte seine Sache sehr gut.

Beim Abendbrot saß ich allein am Tisch. Merkwürdig, wie schnell man sich an fremde Menschen gewöhnen kann.

Ich vermißte meine Tischgenossen jetzt sogar minutenlang. Anschließend begab ich mich nach draußen, um den Abend dort zu verbringen. Ein großer runder Tisch nahm fast den gesamten Platz auf dem Balkon vor meinem Zimmer in Anspruch. Ich setzte mich mit Blick auf die Tür auf einen Stuhl, zog die Beine hoch, so daß ich meinen Kopf auf meine Knie stützen konnte. Dann zog ich meinen langen Pulli über die Knie und zündete mir eine Zigarette an. Und ich schwor mir in jenen Minuten – ganz die Alte – keine Freundschaften zu schließen, keine Vertrauensseligkeiten zuzulassen, keinen unnötigen Kontakt zu knüpfen und keine neuen Beziehungen mehr aufzubauen. »Nie wieder läßt du einen Menschen so nah an dich heran, daß er bis in dein Innerstes vordringen und dich verletzen kann« beteuerte ich mir. Nicht ahnend, daß der Mensch, der es dennoch schaffen sollte, die Mauer, die ich um mich herum aufgebaut hatte, einzureißen, schon ganz in meiner Nähe saß, und nur darauf wartete, sich mir zu nähern.

Mittlerweile waren noch mehrere Patienten auf dem Balkon erschienen. Ich beobachtete die Leute. Eine stabile, füllige Frau mit einem sehr hübschen Gesicht saß mir gegenüber. Sie hieß Monika, wie ich aus dem Gespräch entnehmen konnte. Ein großer schlanker Mann, Mitte 40, stand in der Nähe der Glocke und ließ lockere Sprüche los, über die die anderen lachten. Insgesamt saßen oder standen zwölf Leute auf dem Balkon herum. Ich ließ meine Blicke schweifen und schaute in die Augen des Mannes, dem ich schon am Morgen hier begegnet war. Er lächelte mich an. Sein Lächeln verschwand aber schlagartig wieder, als er meinen abweisenden Gesichtsausdruck bemerkte. »Sehr gut so, so soll es sein!« Ich wußte, daß ich abweisend und kühl wirkte. Ich wollte ja, daß man mich nicht mochte.

Als der Mann aufstand, stellte ich fest, daß er schlank und zirka 175 Zentimeter groß war. Er hatte einen gepflegten Dreitagebart. Er erinnerte mich etwas an meinen großen Bruder. Auch seine Art, sich überlegen zu geben, erinnerte mich an ihn. Er unterhielt sich mit Monika und zeigte ihr ein Buch. Längst war Neugierde in mir aufgestiegen. Er erzählte aus seinem Leben, daß er seinen Beruf nicht mehr ausüben könne und einiges mehr. Was er konkret beruflich machte, verschwieg er. Er hatte eine etwas rauhe, aber angenehm klingende Stimme. Seine Art, Deutsch zu sprechen, amüsierte mich. Er war Belgier. Monika versuchte, mich mehrmals ins Gespräch mit einzubeziehen. Lange Zeit reagierte ich nicht, doch irgendwann hatte sie mich soweit und eine Frage kam über meine Lippen. Ehe ich mich versehen hatte, befand ich mich mitten in einer Unterhaltung. Daß ich nur ablehnend sein wollte, hatte ich für einige Zeit völlig vergessen. So verging der Abend sehr schnell. Ich legte mich erst spät ins Bett und schlief bald ein.

Was es bedeutet, Mutter zu sein

Um sechs Uhr in der Frühe schellte der Wecker. Da meine Zimmergenossinnen erst später zu ihren Therapien mußten, schnappte ich mir das verdammte Ding und schmiß es unter mein Kissen. Mit dicken Augen, müde und abgespannt ging ich so leise wie es mir möglich war durch das Zimmer und kleidete mich an. Mein Traum der vergangenen Nacht beschäftigte mich. War meine Abfahrt ohne Abschied doch nicht richtig gewesen?

Um sieben Uhr stand ich im Jogginganzug auf dem Klinikhof. Der Therapeut, in diesem Fall auch mein Masseur, zeigte mir und den anwesenden Patienten Lockerungsübungen fürs Laufen. Er strahlte Ruhe aus. Keine Nervosität oder Hektik kam auf. Das übertrug sich in gewissem Maße auch auf mich. Es tat gut, von Menschen umgeben zu sein, die nicht von der Hektik des Alltags erfaßt waren. Jedenfalls spürte man sie bei ihnen nicht.

Ich nahm an, daß ich nun joggen müßte, bis mir der Schweiß ausbräche. Aber dem war nicht so. Langsam, ganz langsam an die Sache herangehen war auch hier die Devise. Eine Minute laufen, zwei Minuten gehen, wenn möglich keine Unterhaltung dabei führen. Nach dreißig Minuten kehrten wir wieder in den Klinikhof zurück. Überraschenderweise taten mir die Waden weh. Die Beine waren schwer wie Blei und nach Luft schnappte ich auch ganz schön. Mein Körper strafte mich für die mangelhafte Bewegung der letzten Jahre. So empfand ich den Schmerz zumindest.

Nach dem Frühstück stand das therapeutische Gespräch mit meiner Ärztin auf dem Plan. Große Unsicherheit überfiel mich wieder, als sie mich mit ihren schönen, braunen Augen direkt ansah. Sie sprach sehr ruhig und leise. Ich hatte Mühe, sie zu verstehen. Ob das wohl an meinem blöden Ohr lag? Ich hatte seit einem Jahr Probleme damit. Mehrmals schon hatte ich mit einer Gehörgangsentzündung zu kämpfen gehabt, eine Krankheit, die sehr schmerzhaft sein konnte. Ich bin heute davon überzeugt, daß auch diese Erkrankung psychosomatisch war, denn seit der Kur ist sie nicht mehr aufgetreten.

Die Ärztin fragte mich nach meinem Verhältnis zu meinen Eltern und Geschwistern. Sie blieb dann bei der Beziehung zu meiner Mutter stehen. Da ich, kurz bevor ich in die Klinik gefahren war, eine Auseinandersetzung mit ihr gehabt hatte, begann sofort, die Wut in mir aufzusteigen. Mutter war ja wohl die letzte, worüber ich mir im Moment den Kopf zerbrechen wollte. Mir war klar, daß gerade bei diesem Thema vieles im argen lag. Die Fragen der Ärztin brachten mich dazu, meine bislang unausgesprochenen Gedanken zum ersten Mal in Worte zu fassen – etwas, was ich bis dato immer vermieden hatte. Ich mußte feststellen, daß meine Probleme mit meiner Mutter viel tiefer lagen, als ich je angenommen hatte. Ich hatte natürlich objektiv gesehen keine wirklich schlimmen Probleme, sondern nur meine Gedanken waren destruktiv. Ich wollte aber jetzt eigentlich noch gar nicht die Wahrheit wissen, und versuchte, das Thema zu beenden.

»Ich bin doch wegen meiner Eheprobleme hier. Was soll das?« sprach ich die Ärztin im ärgerlichen Ton an. Ohne auch nur eine Spur von Verärgerung antwortete sie ruhig, aber bestimmt: »Frau Walk! Sie sind hier, weil Sie nicht im Einklang mit sich selbst sind. Sie sind nicht hier, damit wir Ihre Probleme mit Ihrem gesamten Umfeld beheben. Ihre persönlichen Schwierigkeiten müssen Sie schon selbst lösen. Zum gegebenen Zeitpunkt. Nicht jetzt, nicht hier und nicht heute. Wir sind ganz für Sie da. Sie haben hier die Gelegenheit, sich jetzt erst einmal völlig auf sich selbst zu konzentrieren. Mit unseren Fragen wollen wir Ihnen helfen, sie gehören nun mal dazu. Wir machen uns so systematisch ein Bild von Ihnen. Fragen zu Ihrer Ehe kommen bestimmt noch zu einem späteren Zeitpunkt.« Sie stellte die nächste Frage wieder zur Mutter-Tochter-Beziehung und gab keine weiteren Erklärungen.

Ich mußte ihre Worte erst einmal verdauen. Wieso fühlte ich mich schon wieder angegriffen? Die Ärztin war doch sachlich. Sonst nichts. Aber ich war dennoch wütend und sehr durcheinander. Hatte ich hier nur Beratung und goldene Rezepte für meine Ehe erwartet? Mit was hatte ich eigentlich gerechnet? Würde ich überhaupt je Vertrauen zu den Ärzten hier bekommen? Und wenn nicht, würde diese ganze Prozedur überhaupt etwas für mich bringen?

Die Ärztin gab mir keine Ratschläge. Sie nahm keine Bewertungen vor wie: Das ist richtig, das ist falsch, das machen Sie richtig, das machen Sie falsch. Doch alles was sie mit ihren Fragen bei mir im Moment erreichte, war noch mehr Ratlosigkeit.

Ich gestand mir ein, daß ich eigentlich ein wenig bedauert werden wollte. Ich wollte, daß man mir bestätigte, daß mein Mann schwerwiegende Fehler in unserer Beziehung begangen hatte. Ich wollte die Absegnung dafür, daß er schuld sei, daß ich in dieser Klinik gelandet war. Doch nicht einmal hatte die Ärztin meine Eheprobleme angesprochen. Sie gab mir nur eine Frage mit auf den Weg, mit der ich mich befassen sollte: »Was verstehen Sie darunter, eine gute Mutter zu sein?« Das war alles.

»So eine blödsinnige Frage. Ich *bin* eine gute Mutter. Ich liebe meine Kinder. Im Moment bin ich zwar nicht gut drauf, aber deswegen bin ich doch noch lange keine schlechte Mutter, oder?« war meine spontane Reaktion darauf. Doch sie bohrte unweigerlich in meinem Inneren, denn ich hatte mich niemals wirklich mit dieser Frage auseinandergesetzt. Meine Kinder waren Wunschkinder gewesen. Ich hatte sie geboren und lebte nun einfach damit, Mutter zu sein wie viele. Doch was stellte ich mir konkret unter Muttersein vor? Mein Schädel brummte. Ich gab mir einfach Zeit bis zum Nachmittag, um darüber noch ernsthaft nachzudenken.

Ich ging in die Stadt, um Dinge zu kaufen, die ich vergessen hatte, von zu Hause mitzunehmen. Vor dem Mittagessen setzte ich mich noch eine Weile auf den Balkon, um zu rauchen – etwas, was ich mir eigentlich auch abgewöhnen wollte. Doch eins nach dem anderen!

Monikas Sprüche verbreiteten gute Laune. Aber ich konnte sie nicht genießen. Die forschenden Blicke des Mannes aus Belgien verunsicherten mich. Ich wollte natürlich nicht wahrhaben, daß eigentlich ich diejenige war, die ihn beobachtete.

Er erinnerte mich – wie gesagt – an meinen Bruder. Er zeigte sich überlegen und wissend, ohne unnahbar zu wirken. Es schien, als wäre er hier fehl am Platz. Er hatte stets lockere Sprüche auf Lager, genauso wie mein Bruder. Sein Bart gab ihm auch äußerlich eine gewisse Ähnlichkeit mit ihm. Aber auch an meinen Vater mußte ich denken, wenn ich seine Art zu sitzen, die Zigarette zu halten, dabei den

Blick forschend schweifen zu lassen, beobachtete. Fragte er etwas, stellte er immer rein sachliche Fragen. Niemals neugierige, niemals peinliche. Dinge betrachtete er immer von zwei Seiten. Alles Eigenschaften, die mich an Papa erinnerten.

»Wie Papa! Angelika sei vorsichtig. Du bist dabei, Ersatz für deinen Vater zu suchen. Das ist bestimmt nicht gut. Befaß dich lieber mit der Frage von heute morgen. Die Ärztin will bestimmt im nächsten Gespräch etwas darüber hören«, dachte ich aufgewühlt. Abrupt stand ich auf und flüchtete in mein Zimmer. Hier konnte ich dann wirklich meine Gedanken in die geforderte Richtung lenken. Das Mittagessen verpaßte ich.

Meist wurde mit den Ärzten über die gestellten Aufgaben kaum noch geredet, denn da die Patienten sich damit so eingehend befaßt hatten, war das meistens gar nicht mehr nötig. Mir wurde durch die anschließenden Gespräche sehr wohl bewußt, welche meine Intentionen bei vielen Handlungen waren und was ich falsch gemacht hatte. Mit der Zeit lernte man auch mehr und mehr, die Dinge richtig zu analysieren. Schließlich will die dynamische Psychotherapie, also die Behandlungsmethode, die in dieser Klinik angewendet wurde, ja vor allem Hilfe zur Selbsthilfe sein.

»Eine gute Mutter erzieht ihre Kinder zur Selbständigkeit«, ja, das war es, was ich immer gewollt hatte. Allerdings hing ich selbst wie eine Klette an meinen Kindern, genau wie an meiner eigenen Mutter. Mit meiner eigenen Selbständigkeit war es auch nicht weit her. »Und auch die Kinder sollen kritisch mit sich selbst umgehen«, überlegte ich weiter. Ich stellte fest, daß ich nicht gerade mit der Fähigkeit zur Selbstkritik glänzen konnte. Wie sollte ich sie dann meinen Kindern vermitteln, verhindern, daß sie über andere vorschnell ihr Urteil abgaben? Außerdem regte ich mich selbst auch gern über die Macken anderer auf. »Ich erwarte keinen Dank dafür, daß ich sie geboren habe!« sagte ich halblaut. Stimmt das wirklich? Ich hatte früher stets Probleme mit dem Ausspruch meiner Mutter gehabt: »Ich habe dich geboren, ich habe dich großgezogen, ich habe für deine Schule gesorgt, ich habe dir deine Ausbildung ermöglicht, und was krieg ich als Dank dafür?« Ich wollte alles anders und besser machen. Aber gelang mir das wirklich?

Diese Fragen nach der Dankbarkeit machten mich immer wütend – gerade deshalb wahrscheinlich, weil ich selbst nicht frei davon war, sie von meinen eigenen Kindern zu erwarten – und doch tat ich damals alles, um meine Mutter zufriedenzustellen. Leider hatte ich immer den Eindruck, daß ich das nie würde ganz schaffen können. Es gab immer etwas an mir auszusetzen. Selbst heute noch leide ich darunter, nicht die Tochter zu sein, die sich meine Mutter offensichtlich gewünscht hat. Dann kommt noch die Eifersucht dazu. Meine ältere Schwester, so schien es mir immer – hatte sie stets lieber als mich. Immer wurde sie als Vorbild hingestellt. Infolgedessen ergriff ich auch den Beruf der Arzthelferin. Sie hatte ihn ja auch erlernt. Ich hatte mir damals nie die Frage gestellt, ob ich auch etwas anderes lernen könnte, was mir mehr Spaß machen würde. Ich wollte ihr nur gleichkommen.

Ich liebe meine Kinder und möchte, daß auch sie zu liebesfähigen Menschen werden, damit sie ihre Liebe wieder an ihre Kinder weitergeben können, ohne Dank dafür erwarten zu müssen. Tja, in meiner momentanen Lebenssituation konnte ich meine Vorstellungen wohl kaum umsetzen. Konnte ich denn all das wiedergutmachen, was ich versäumt hatte? Doch ich schwor mir: »Wenn ich heim komme, wird alles anders und besser!«

Etwas deprimiert legte ich mein Tagebuch aus der Hand und wartete auf die erste Hypnosebehandlung. Sie sollte in meinem Zimmer stattfinden. Um 13 Uhr betrat ein Arzt den Raum, setzte sich auf die Kante des Bettes, in dem ich lag, erklärte mir den Behandlungsablauf und begann, monoton zu sprechen: »Sehen Sie mir in die Augen! Konzentrieren Sie sich auf eines davon. Sie sind ganz ruhig! Alles, was war und ist, ist jetzt nicht mehr wichtig! Sie sind ganz bei sich. Ihr Körper wird schwer.«

Er legte seine Hand in Höhe meines Bauches auf die Bettdecke und sprach leise und monoton weiter: »Wärme strömt von hier durch Sie hindurch. Sie sind vollkommen entspannt. Sie werden immer ruhiger. Lassen Sie ihre Augen in meinen versinken. Ihr Körper wird müde und schwer. Ruhe strömt durch Sie hindurch. Gedanken kommen und gehen. Sie sind unwichtig. Lassen Sie sie vorbeiziehen. Halten Sie sie nicht fest. Sie werden immer schwerer und müder. Absolute Ruhe ist in Ihnen!«

Ich spürte all das, was er sagte. Mein Körper wurde tatsächlich schwer. Vor meinen inzwischen geschlossenen Augen sah ich, wie mein Leib vor lauter Schwere in die Matratze gedrückt wurde. Ein merkwürdiges, aber angenehmes Gefühl. Ein Kribbeln ging durch meinen Körper, während ich begann, anders zu atmen, als ich es gewohnt war. Mit jedem Atemzug verlor ich meine Gedanken, die ich eigentlich festhalten wollte, mehr und mehr.

Ich hörte den Arzt weiterreden: »Spüren Sie die Ruhe, die aus Ihnen kommt. Die Ruhe aus Ihrer Körpermitte. Selbstvertrauen erfüllt Ihren Körper. Sie treiben jetzt in einem Zustand zwischen Wachen und Schlafen. Ihr neues

Selbstvertrauen wird wirken. In einer Stunde werden Sie aus diesem Zustand wieder erwachen.« Während er sprach, entfernte er sich und ging zur nächsten Patientin. Ich war wie gebannt und hörte seine Worte ganz intensiv. Es war wie ein Zwang, ihm zu lauschen. Auch bei der dritten Patientin bekam ich all seine Sätze mit. Ein sehr angenehmer Zustand machte sich in mir breit. Ich mochte mich gar nicht bewegen, aus Angst, dieses Wohlgefühl könnte verschwinden. Leise entfernte sich der Arzt. Absolute Stille herrschte im Raum.

Und es war nichts wichtig. Alles war weit weg. Mit jedem Atemzug wurde alles unbedeutender. Die Kinder, der Ehemann, die Mutter, der Vater, die Freunde, die Tatsache, daß ich hier war. Alles war unwichtig! Unwichtig, ganz unwichtig! Egal! Nur ich, ich war wichtig. Ich öffnete die Augen, um sie gleich wieder zu schließen. Ich wollte doch nur wissen ...? Was wollte ich wissen? Unwichtig. Nichts war wichtig. Nur ich war wichtig. Ich lag da und war ...? Was war? Egal! Unwichtig.

Nach exakt einer Stunde wurde ich wieder klar. Das, was mir da widerfahren war, ist kaum nachzuvollziehen, wenn man es nicht selbst erlebt hat. Aber der Zustand war wahnsinnig toll. Ich fühlte mich danach wie ein Fisch in klarem Bachwasser. Wieso? Keine Ahnung, aber alles war verdammt gut! Ich drehte mich in meinem Bett nochmals herum und kuschelte mich in meine Decke.

Kaffeeduft, der aus dem Speisesaal herüberwehte, weckte mich aus meinem Schlummer. Ich muß wohl eingeschlafen sein! Als allererstes rannte ich zur Toilette. Vom Balkon hörte ich eine Stimme rufen: «Oh, Mann, Walk, wie siehst du denn aus?«

Ich sah eine junge Frau namens Gilla. Sie lachte mich an,

sie meinte es nicht böse. An diesem Tag konnte ich zum ersten Mal über eine belanglose Bemerkung lächeln und ärgerte mich nicht. Ich ging hinaus zu ihr, rauchte und schaute durch die Gegend. Plötzlich befiel mich wieder eine große Traurigkeit, und ich wußte erneut nicht warum. Der Belgier beobachtete mich und fragte dann: »Wie geht es dir?«

»Beschissen«, fauchte ich ihn an, packte meine Zigarettenschachtel und rannte die Treppe hinunter. Ich ging rechts über den Innenhof, und dann durch einen kleinen Garten mit Schotterwegen. Dann weiter um das Gebäude herum und bis zu einem kleinen Pfad, der zu schmalen Steintreppen führte, an deren Ende sich ein kleines Plateau befand. Umrankt von Holundersträuchern, verborgen vor den Blicken anderer, war dies der ideale Platz, um allein zu sein. Ein Baumstumpf diente als Tisch. Zwei Plastikgartenstühle standen rechts und links davon. Die Mauer der Burg war hier nur kniehoch. Man hatte einen Blick auf die kleine Brücke, über die ich am Morgen gelaufen war. Es roch sehr gut hier. Ich setzte mich auf einen der Stühle und legte meine Beine auf den Baumstumpf.

»Hab ich eigentlich keine Sehnsucht nach meinen Kindern? Sehnsucht nach Gerd? Ach was, der kann mich mal. Die Kinder sind bei Gigi gut aufgehoben, daß weiß ich genau. Aber warum um alles auf dieser Welt bin ich wieder so traurig?« fragte ich mich selbst. Ich kam nicht dahinter und begann, die Patienten, die ich bisher kennengelernt hatte, an meinen Augen vorbeiziehen zu lassen.

»Will. Tja, der ist nett.

Meine Tischgenossinnen. Auch ganz nett, aber distanziert. Liegt wohl sowieso an mir. Ich will nichts mit ihren Problemen zu tun haben.

Sockenklaus. Ein netter Typ. Sieht aus als käme er aus

dem Studentenmilieu. Der kommt aus derselben Stadt wie ich. Nach langem hin und her haben wir inzwischen festgestellt, daß ich ihn schon einmal getroffen hatte. Damals saß er in einem Krankenhaus und strickte – genau wie hier immer – Socken. Daher kommt überhaupt der Spitzname.

Antje. Strohblond und immer für einen Spaß zu haben. Sie hat ein ansteckendes Lachen. Ich höre sie gerne lachen.

Gilla. Herzerfrischend frech und große Klappe. Für sie ist alles Gift. Selbst Zahnpasta.

Martin. Ein großer, schlanker, dunkelhaariger Mann. Immer einen dummen Spruch auf den Lippen, aber nett.

Monika. Mütterlichster Typ unter den Patienten. Sie geht eigentlich immer mit dicken, verweinten Augen durch die Gegend, so wie ich. Allerdings ist sie traurig, weil sie nicht zu Hause sein kann. Dabei darf sie schon am kommenden Wochenende Heimurlaub machen.

Der Belgier ... Nur nicht über ihn nachdenken ...«

Eigentlich hatte ich bis jetzt nur nette Menschen kennengelernt. Ich war hin- und hergerissen. Mochte ich nicht die Menschen inzwischen schon wieder viel zu sehr? »Sie sind alle so nett zu mir, und was mache ich? Ich versuche, ihnen die kalte Schulter zu zeigen und nur abweisend zu sein. Aber eigentlich bin ich doch gar nicht so. Es macht mir auch keinen sonderlichen Spaß, so kühl zu sein, die Unantastbare zu mimen. Also, warum mach ich das dann? Nur weil Gerd es nicht mag, daß ich so offen bin? Genau! Und? Ist hier ein Gerd, der mir Vorschriften machen kann? Nein! Eben! Also, ein bißchen netter dürfte ich schon sein. Und Freundschaften schließen ist doch wohl nicht strafbar, oder?«

Ich hatte mir hier schnell angewöhnt, mit mir selbst zu reden. Es war eine gute Möglichkeit, sich Klarheit über die verschiedensten Dinge zu verschaffen. Also beschloß ich, ein wenig zugänglicher zu werden.

Doch meine namenlose Angst stieg immer wieder in mir hoch. »Was soll der Schwachsinn mit Hypnose und Musik anhören? Das hilft doch alles nichts!« Damals ahnte ich noch nicht, daß diese Auseinandersetzung mit mir selbst die ersten Schritte auf dem Wege der Heilung meiner Seele waren, der Beginn meines neuen Selbstbewußtseins. Die Therapien begannen zu wirken.

Doch während ich noch im Garten saß, machte mich der ständige Gedankenwirrwarr auch wütend und traurig. Warum konnte ich nicht aufhören, zu grübeln und einfach alles auf mich zukommen zu lassen? Wieder begann ich zu weinen. Die Sehnsucht nach meinem Vater überfiel mich erneut. Beinahe regungslos blieb ich noch zwei Stunden dort sitzen, ehe ich mich wieder beruhigte.

Nach dem Abendbrot lud mich Sockenklaus ein, ihn in ein Bistro zu begleiten. Da ich ja beschlossen hatte, offener zu sein, ging ich mit, doch fühlte ich mich irgendwie fehl am Platz und verabschiedete mich bereits nach einem Glas Wasser. Ich ging wieder zu meinem Stuhl auf den Balkon.

Dort waren Monika und der Belgier mitten in einer angeregten Diskussion. Als Monika mich bemerkte, ließ sie es nicht zu, daß ich mich allein in meinen Schmollwinkel verzog, sondern bat mich herüber. Es machte Spaß, ihr und dem Mann – er hieß Mike – zuzuhören. Es dauerte nicht lange und ich wurde von beiden mit einbezogen. Wir lachten sehr viel. Mir tat schon der Bauch weh, und Mike hatte einen Lachanfall nach dem anderen, so daß er kaum noch Luft bekam. Immer wieder entschuldigte er sich dafür. Das reizte Monika und mich erst recht zum Lachen.

»Oh, mein Gott, so viel habe ich in den letzten Jahren nicht mehr gelacht!« prustete ich.

»Bitte schön, gern geschehen!« sagte Mike grinsend zu mir. Ich verstand nicht, was er damit meinte. Ziemlich verdattert schaute ich ihn an, was bei ihm einen erneuten Anfall auslöste. Er verabschiedete sich rasch, drehte sich um und ging laut lachend in sein Zimmer.

Monika und ich blieben noch so lange draußen, bis die Nachtschwester uns beide sanft, aber bestimmt in unsere Zimmer scheuchte.

Die Sensitivtherapie – und ein langweiliger Sonntag

Nach einer wirklich geruhsamen Nacht, in der ich tief und fest geschlafen hatte, ging ich kurz vor sieben in Richung Badezimmer, um ausgiebig zu duschen. Als ich fertig war, saß Mike wartend auf dem Balkon, bekleidet mit einem weißen Bademantel. Ich war ihm wohl beim Duschen zuvor gekommen.

»Guten Morgen! Gut geschlafen?« begrüßte er mich fröhlich. Ich lächelte ihn an. Ich hatte wirklich gut geschlafen und mir ging es sehr gut und hatte einfach keine Lust darauf, die Kratzbürste zu spielen.

»Jawohl, Sir!« salutierte ich vor ihm. Er schien überrascht von meiner ungewöhnlichen Reaktion und verwickelte mich in ein Gespräch. Ich erfuhr, daß er nach einem Unfall, mehrere Monate im Koma gelegen hatte und sich hier erholte. Allerdings lag dieses Ereignis schon Jahre zurück. Ich sah ihn an und war sehr erstaunt, denn vor einiger Zeit hatte ich im Fernsehen einen Bericht über solche Fälle gesehen. Dort hieß es, daß Menschen, die in ein Koma gefallen waren und wieder aufgewacht sind, viele Jahre brauchen, um sich davon vollständig zu erholen. Er aber schien keine bleibenden Schäden erlitten zu haben und wirkte vollkommen gesund und munter.

Bewunderung für seinen Lebenswillen, den er bewiesen hat, stieg in mir auf. Wow! Es faszinierte mich doch sehr, mit jemanden zu reden, der so gut wie tot gewesen war. In den nächsten Tagen löcherte ich ihn mit unzähligen Fragen zu seiner Geschichte.

Um 10 Uhr begab ich mich zur Sensitivtherapie. Der Raum für diese Behandlung befand sich über denen der Bäderabteilung. Der Fußboden war mit Parkett ausgelegt. Mitten im Zimmer waren ein paar Stühle aufgestellt, an der Wand gab es ein Holzregal, in dem sich eine Stereoanlage befand. An der anderen Wand standen die Instrumente, auf die Patienten vor ein paar Tagen eingeschlagen hatten. Mitten im Raum stand ein Holzpfeiler. In einer Ecke lagen bunte, schmale Teppiche, die wir auf den Boden ausbreiteten. Diesmal nahmen 20 Patienten an der Sitzung teil. Ständig bekam man neue Gesichter zu sehen, denn in jeder Therapiestunde wechselten die Mit-Patienten und auch die Therapeuten.

»Was für ein Aufwand!« ging es mir durch den Kopf. »Wer das hier leitet und organisiert, hat aber eine Menge zu tun!« Irgendwie hegte ich Bewunderung für all die, die hier darum bemüht waren, uns zu helfen.

Auch diesmal sollten wir eine bequeme Rückenlage einnehmen. Der Therapeut gab uns ganz genaue Anweisungen, was wir tun sollten. Er begann mit den Worten: «Rückenlage einnehmen und entspannen. In Gedanken stellen Sie sich jetzt bitte vor, Sie würden aufstehen. Bitte nur vorstellen, nicht durchführen. Nachdem Sie Ihre Gedanken zu Ende geführt haben, fangen Sie von vorne an und entwickeln Ihre Gedanken weiter. Also, jetzt stehen Sie ganz langsam, aber mit geschlossenen Augen, auf.«

Auf diese Weise beschrieb er uns jede Bewegung. Da es sehr still im Raum war, hörte man nur das gleichmäßige Atmen der anderen Leute und das eigene Luftholen. Es war eine angenehme Erfahrung, die ich dort machte. Ich spürte meinen Körper zum erstenmal ganz intensiv und anders, als man es sonst gewohnt ist. Jede Bewegung, jeder Atemzug wurde dadurch zum Erlebnis. Ich fand es ganz toll.

»Akzeptieren Sie sich selbst. Akzeptieren Sie sich so, wie sie sind!« forderte uns der Therapeut auf. Ja, aber wie bin ich? Damit sollte ich mich später noch intensiv befassen. Aber ich spürte jetzt schon, daß ich lange nicht so ein fehlerloser Mensch war, wie ich es mir immer eingeredet hatte. Also: Bloß nicht drüber nachdenken! Jedenfalls jetzt nicht, egal, was der Therapeut gesagt hatte.

Ich genoß die Stunde bis zum Ende und danach eilte ich in die Stadt, um mir Papiertaschentücher zu kaufen, denn die nächste Sitzung, die auf mich wartete, lautete wieder: *Musik passiv*. Immer noch beeindruckt von den Emotionen in der ersten Stunde, versorgte ich mich sicherheitshalber mit einem ausreichend großen Vorrat.

Außerdem rief ich meine Mutter an, mit der ich vor meiner Abreise noch eine Auseinandersetzung gehabt hatte. Ich wollte sie nur darüber informieren, wo ich abgeblieben war, aber das hätte ich besser nicht getan. Wie üblich bestand unser Telefonat aus einem Streitgespräch über allbekannte und oft diskutierte Dinge, bis ich schließlich den Hörer auf die Gabel knallte. Mit viel Wut im Bauch rannte ich ins Dachgeschoß.

Heute betreute ein anderer Therapeut die Gruppe. Ich war unglaublich erleichtert, nicht dem Mann gegenübertreten zu müssen, der beim letzten Mal Zeuge meines Gefühlsausbruchs geworden war. Ich hatte Angst, als schwach abgestempelt zu werden. Zwar tat das außer mir niemand, aber *ich* glaubte es halt. Hier sah niemand etwas Negatives darin, seine Gefühle offen zu zeigen. Hier sollte man ja gerade lernen, mit seinen Emotionen zu leben und sie auf gesunde Art und Weise zu kontrollieren.

Immer noch aufgeregt wegen des Telefonats und völlig außer Atem nach der Rennerei hierher klopfte mein Herz bis zum Hals und mein Puls raste – vermutlich mehr aus Wut und Enttäuschung als vor Anstrengung.

Die Musik beruhigte Herz und Kreislauf. Ich entspannte mich zunehmend. Doch einige Bilder liefen vor meinen Augen ab, die mich erschreckten. Meine Mutter saß auf ihrem Grabstein und grinste mich hämisch an. Als hätte sie Freude daran, mir weh zu tun. Daß das nicht der Wahrheit entsprach, war mir wohl klar. Ich empfand es bloß so. Im Rhythmus der Musik hörte ich sie dann sagen: »Lebendig begraben, lebendig begraben!« Dieser Satz hallte in meinen Ohren wider. Es waren meine Gedanken, die mit der Musik tanzten: »Lebendig begraben, und du kannst mir nicht helfen! Du kannst es nicht ändern!« Aber ich wollte an das alles nicht denken.

Als eine andere Musik begann, verschwanden diese Vorstellungen und die negativen Gefühle, die eine Folge davon gewesen waren. Statt dessen machte sich Trostlosigkeit in mir breit. Aber weinen konnte ich diesmal nicht. Ich erkannte, daß meine Mutter in eine Lethargie verfallen war, aus der ich ihr zwar heraushelfen wollte, es aber nicht konnte. Auf einmal wurde mir bewußt, daß es im Leben immer wieder Momente gibt, in denen man nicht helfen kann, auch wenn man es noch so sehr will.

Nach der Stunde hielt meine schlechte Stimmung weiter an, und ich setzte mich auf den Balkon. Die anderen Patienten, aber auch die Besucher der Klinik verursachten mir Unbehagen und Übelkeit. Ich hatte das Gefühl, daß sie uns anstarren würden, als ob sie vor einem Affenkäfig im Zoo stünden. Ich begab mich schnellstens auf mein kleines Plateau, setzte mich auf den kurzen Mauerabschnitt und starrte in den Himmel.

»Papa?! Papa, gib mir doch ein kleines Zeichen. Irgendwas, damit ich daran glauben kann, daß es noch etwas nach dem Tod gibt. Ich habe so große Angst vor dem Sterben, aber gleichzeitig sehne ich mich so sehr danach. Hilf mir doch! Bitte hilf mir!« Ich redete mal wieder mit mir selbst. Diese Angewohnheit machte mir Angst, aber es war die einzige Form von Dialog, zu der ich im Moment überhaupt in der Lage war. »Verliere ich jetzt meinen Verstand?« hörte ich mich fragen.

Um auf andere Gedanken zu kommen, nahm ich nach dem Abendessen eine Einladung von Monika und Mike an. Wir gingen in eine gemütliche Kneipe ganz in der Nähe. Mike begann, sich über die Klinik lustig zu machen. Wir lachten laut und ungezwungen. Nach einiger Zeit hatte ich das Gefühl, daß alle Gäste der Kneipe genau wußten, woher wir drei kamen. Doch es war egal – für diesen Moment jedenfalls.

Nach diesem Abend hieß die Klinik nur noch »Ballerburg«. Mike hatte sie so getauft. Es war nicht bösartig, eher liebevoll, gemeint. Ich schätzte, daß schon viele Patienten vor uns die Klinik mit einem Spitznamen versehen hatten.

In der darauffolgenden Nacht überfiel mich ein Krampf im ganzen Körper, der mich absolut bewegungsunfähig machte. In mir stieg die Erinnerung an die Nacht vor zwei Jahren auf, in der ich meinen ersten Nervenzusammenbruch erlitten hatte. Wie jetzt hatte ich damals in meinem Bett gelegen, unfähig, mich auch nur einen Millimeter zu bewegen.

Damals versuchte ich, die Hand meines Mannes zu fassen, doch es gelang mir nicht. Mein Herz fing an zu rasen, und eine panische Angst ergriff mich. Ich bekam das

Gefühl, nicht mehr atmen zu können. Plötzlich geschah etwas Merkwürdiges mit mir und meinem Körper: Von einer Minute zur anderen begann ich, diesen Zustand zu genießen. Und je weniger Luft ich bekam, desto mehr löste ich mich von meinem Körper. Ja, ich bewegte mich sogar nach oben. Ich schwebte im Raum und sah mich selbst im Bett liegen, die Augen geschlossen, nur die Finger bewegten sich minimal. Ich beobachtete den erfolglosen Versuch, meinen Mann auf mich aufmerksam machen zu wollen. »Was machst du denn da? Laß das doch sein, es ist doch gut so wie es ist«, waren meine Gedanken in dem Körper über dem Bett. Ein Weinen aus dem Kinderzimmer ließ mich den Kopf wenden.

»Schade, ich muß mich um Micha kümmern. Daß er auch immer zu den unmöglichsten Zeiten Alpträume haben muß. Schade, daß ich zurück muß! Es ist so schön hier!« Langsam bewegte sich mein Luftkörper zurück in den Körper, der im Bett lag. Die Verkrampfung löste sich. Endlich konnte ich die Hand meines Mannes drücken, doch er rührte sich nicht.

Das Erlebnis erschreckte mich zutiefst und ließ mich an meinem Verstand zweifeln. Ich versuchte, es als Traum abzutun. Doch die Angst in mir machte mir bewußt, wie real dieser scheinbare Traum war. Um ihn zu vergessen, stand ich schließlich auf und nahm ein Bad. Ein wenig beruhigt, legte ich mich dann wieder ins Bett, da auch mein Sohn wieder friedlich eingeschlummert war, auch wenn ich mich nicht um sein Weinen gekümmert hatte. Doch kaum lag ich wieder im Bett, beschlich mich die Angst erneut.

Ich begann, unkontrolliert zu zittern, und konnte es nicht mehr unterdrücken. Die Atemnot kehrte zurück, und ich war total verzweifelt. Ich traute mich nicht, meinen Mann zu wecken, der mich wahrscheinlich für verrückt erklärt hätte, wenn ich ihm alles erzählt hätte. Wieder stand ich auf und ging in die Wanne, vielmehr kroch ich auf allen Vieren dahin. Erst duschte ich kalt, dann heiß. Das Zittern und die unerklärliche Angst wuchs ins Unermeßliche. Ich sprach Beschwörungen, um mir Mut zu machen. Und dann stand Gerd plötzlich verschlafen in der Tür und schaute mich verwundert an. Ich bat ihn, den Notarzt zu rufen. Er wollte wissen warum, doch ich konnte es ihm nicht erklären. Fast hätte ich ihn verzweifelt angeschrieen.

Schließlich ging er doch zum Telefon. Ich trocknete mich ab und zog mich an. Das Zittern nahm unbeschreibliche Formen an, die Angst war nicht in Worte zu fassen. Ich konnte nur flach atmen, und mir wurde zeitweise ganz komisch zumute. Ich hatte Schwindelanfälle, aber ich wollte nicht in eine Ohnmacht abgleiten. Die Panik, so krank zu werden wie die Mutter meines Mannes, machte mich wütend. Ich wollte nicht so enden wie diese Frau.

Noch vor einiger Zeit hatte ich Gerd gesagt: »Wenn ich jemals merke, daß ich so wenig Herr meiner Sinne bin wie deine Mutter, dann verlaß ich dich!« Seine Mutter war psychisch krank. Ich wußte eigentlich nie so richtig, woran sie litt. Aber ich vermutete, daß mein Schwiegervater eine Menge damit zu tun hatte, denn er behandelte seine eigene Frau wie den letzten Abschaum. Mir genügte das, was ich in den letzten Jahren erlebt hatte. Ich vermutete noch eine Menge anderer böser Dinge, die er mit seiner Frau veranstaltete, aber eigentlich wollte ich es nicht genauer wissen und es lieber verdrängen. Leider bekam ich mit der Zeit immer mehr das Gefühl, daß Gerd sich sehr zu seinem Nachteil veränderte und viele Züge seines Vaters annahm.

Der Notarzt fragte nicht viel. Nachdem mein Mann ihm

erklärt hatte, daß mein Vater vor zwei Jahren gestorben sei und ich darunter offensichtlich noch immer litt, gab er mir eine Beruhigungsspritze. Kurz darauf muß ich eingeschlafen sein.

Ein Internist, den ich nach dieser schrecklichen Nacht aufsuchte, verordnete mir Beruhigungstabletten. In den folgenden vier Wochen schluckte ich täglich drei dieser Pillen. Doch wie bei allen Psychopharmaka war die Gefahr, von diesen Tabletten abhängig zu werden, groß. Doch in dieser Zeit lebte ich in einer vernebelten Welt – bis ich begriff, daß ich diese Pillen absetzen mußte. In den folgenden Monaten schluckte in großen Mengen Baldrian, um mich ruhig zu halten und den Absprung aus der Sucht zu schaffen.

Doch die Antriebslosigkeit, die mich durch meine Depression und verstärkt seit der ersten Einnahme der Tabletten befallen hatte, ließ nicht mehr von mir ab. Ich stand in der Frühe auf, versorgte notdürftig meine Kinder – und ging wieder ins Bett. Mittags, aber auch nicht immer, kochte ich für sie – und legte mich wieder hin. Gerd sagte kein Wort dazu, sondern ließ alles so laufen. Vermutlich verspürte er keine Lust, sich von mir die Ohren volljammern zu lassen. Und so schlief ich bis in den nächsten Morgen, um den kommenden Tag so zu verbringen wie den vorhergehenden – fast die ganze Zeit im Bett.

Hin und wieder gab es Lichtblicke. Ich schaffte es dann, an die frische Luft zu gehen. Manchmal nahm ich sogar an Feierlichkeiten teil, die leider oft damit endeten, daß ich großen Krach mit meinem Mann bekam.

An einem solchen Abend fand ich mich plötzlich mitten auf einer Straße wieder. Ich wollte mich totfahren lassen. Doch im letzten Moment klingelten bei mir die Alarmglöckchen, ganz weit hinten in meinem vernebelten Hirn.

Mir wurde in diesem Augenblick klar, daß ich Hilfe brauchte, daß ich von zu Hause wegmußte. Egal wohin, aber weit weg, um wieder zu mir zu kommen. Ich brauchte Hilfe, und zwar schnell. Das wußte ich jetzt endlich. So entschloß ich mich erst einmal zum Nervenarzt zu gehen. Das war der Anfang meiner Rettung.

Ich schüttelte den Kopf, um die bösen Erinnerungen an die Qualen dieser Zeit loszuwerden. Mir war klar, daß mir der kommende Tag nach dieser horrenden Nacht sehr schwerfallen würde. Obwohl es Sonntag war, erwartete ich Gott sei Dank keinen Besuch. Ich konnte also ungestört alleine sein und mich in aller Ruhe mit Gerds Eifersucht auseinandersetzen.

Ohne jegliches schlechte Gewissen schrieb ich einen Brief an Alex, einen jungen Mann, den Gerd seinerzeit in der Firma eingestellt hatte. Rasch fand er bei uns Familienanschluß, und wir alle waren oft zusammen. Ich mochte ihn ganz gerne, vor allem konnten wir viel miteinander lachen – ein Umstand, der die krankhafte Eifersucht meines Mannes schürte. Doch erst durch seine Vorwürfe brachte mich Gerd auf Gedanken, die ich vorher nicht gehabt hatte. Verletzt durch Gerds Unterstellungen, begann ich erst recht, mit Alex zu flirten. Dadurch glaubte mein Mann erst recht, daß ich eine Affäre mit dem jungen Mann hatte. Natürlich spürte Alex die Eifersucht meines Mannes, aber er reagierte ganz ruhig. Schließlich mußten er und Gerd täglich zusammenarbeiten. Doch mein Mann machte mich mit seinen Unterstellungen so fertig, daß ich lieber mit Alex als mit ihm zusammensein wollte.

Eines Tages, nachdem ich wieder stundenlange Unterstellungen hatte anhören müssen, setzte ich mich wutentbrannt in meinen Wagen, mit dem festen Vorsatz, meinem Mann eins auszuwischen und ihm allen Grund zu liefern, eifersüchtig zu sein. »Soll er doch endlich bekommen, was er mir immer vorwirft. Dann weiß ich wenigstens, weswegen ich mir diesen Blödsinn jeden Tag anhören muß!«

Verwundert ließ Alex mich in seine Wohnung. Ich war den Tränen nahe, als ich ihm erzählte, daß Gerd mir unterstellte, daß ich eine sexuelle Beziehung mit ihm hätte, doch Alex lachte nur. Er kochte uns einen Kaffee, und wir redeten und redeten. Ich steigerte mich in eine unermeßliche Wut und hätte mich ihm fast tatsächlich angeboten, wenn er nicht abgeblockt hätte. Aber Alex nahm mich nur in den Arm, gab mir einen Kuß auf die Wange und schob mich zur Haustüre hinaus. »Reg dich ab, Mädchen. Das wird schon wieder. Wirst sehn, es wird schon wieder gut!«

Er mußte mich in den folgenden Wochen noch des öfteren beruhigen. Ohne seine Freundschaft hätte ich diese Zeit wohl kaum überstanden. Und ich zolle ihm heute noch Hochachtung dafür, daß er die Situation nicht ausgenutzt hat, denn es wäre ein leichtes Spiel für ihn gewesen.

In meinem Brief entschuldigte ich mich erneut für mein damaliges unmögliche Verhalten und bat ihn darum, unsere Freundschaft auch in Zukunft weiter zu pflegen. Sie besteht tatsächlich immer noch und das macht mich sehr froh. Inzwischen ist Alex glücklich verheiratet und hat Kinder. Aber eins ist sicher: Es war eine gefährliche Episode für mich und meine Ehe.

Am Nachmittag telefonierte ich mit meinen Kindern. Sie waren guter Dinge und schienen keine Probleme damit zu haben, daß ich nicht da war. Gigi spielte viel mit ihnen, ging schwimmen und unternahm oft etwas mit ihnen. Mit Gerd zu reden, war nicht so angenehm. Unausgesprochene Vorwürfe lagen in der Luft, und er war immer noch sauer, daß ich so Hals über Kopf abgereist war. Außerdem glaubte er immer noch nicht, daß ich krank war, sondern warf mir vor, auf seine Kosten einen schönen Urlaub zu machen. Ansonsten verlief das Telefonat besser als insgeheim von mir befürchtet.

Am Nachmittag lieh Mike mir ein Buch und ich verbrachte den Rest des Tages damit, es zu lesen. Ich langweilte mich und wünschte mir, die Zeit ginge schneller vorbei. Dann doch lieber Therapien, auch wenn sie mich zum Heulen brachten, als dieses Nichtstun.

Berührungsängste

Während des Joggens am nächsten Morgen nahm ich zum ersten Mal die weitere Umgebung wahr. Ich hatte gut geschlafen, und meine Laune besserte sich zusehends. Die Sonne schien, aber es war noch angenehm kühl. Der Weg führte um einen kleinen Teich. Graswiesen, durchzogen von Lupinengruppen, Mohn und Disteln, säumten den Teich. Dazwischen duftende Blumen. Kein Straßenlärm war zu hören. Auf dem Teich schwammen blühende Seerosen. Im Teich spiegelten sich die größeren Gewächse wie Holunder, Schlehen und Weiden.

An diesem friedlichen Morgen gelang es mr, alle aufkeimenden Gedanken an zu Hause zu verscheuchen. Nach dem Frühstück erwartete mich wieder ein Bad und die Massage, auf die ich mich richtig freute. Alles schien hier auf Ruhe ausgerichtet zu sein. Keine Hektik. Immer genug Zeit zwischen den Therapien, um sich zu erholen. Das tat mir gut. Jedoch, Ängste verfolgten mich nach wie vor. Aber ich genoß meinen Aufenthalt hier und machte während der Ruhepausen Notizen in mein Tagebuch.

Nach dem Mittag sah ich in mein Postfach, denn heute war mein Hochzeitstag und ich hatte zumindest eine Karte erwartet. Das Fach war jedoch leer und ich redete mir ein, sowieso keine Post erwartet zu haben. Selbstbetrug war doch das einzige, was mir in meiner Situation noch helfen konnte, oder? Ich war frustriert, wollte es aber nicht wahrhaben.

Wieder einmal war ich in alte Verhaltensweisen zurückgefallen. Von da an klappte erst einmal einfach gar nichts mehr – ich konnte mich weder auf die Hypnose noch auf das autogene Training konzentrieren.

Am späten Nachmittag lernte ich eine neue Therapieform kennen: *Musik aktiv*. Die anderen Patienten erklärten mir, daß man dabei tanzen würde. Da ich schon immer gern das Tanzbein geschwungen habe, freute ich mich natürlich. Vielleicht würde meine Niedergeschlagenheit endlich verschwinden. Unsere Gruppe bestand aus männlichen und weiblichen Patienten, und wir durften uns nach Herzenslust bei Discomusik austoben. Da die Therapie im großen Parkettsaal stattfand, hatten wir genügend Platz dafür. Auch in dieser Therapiestunde entdeckte ich wieder vereinzelt neue Gesichter. Die Therapeutinnen waren zwei junge Frauen, denen es offensichtlich Spaß bereitete, mit uns zu arbeiten. Nachdem die letzten Töne verstummt war, dachte ich, ich könne jetzt gehen, aber eine der beiden begann zu erläutern, was jetzt folgen sollte: »Suchen Sie sich einen Partner, und stellen Sie sich ihm gegenüber. Dann halten Sie ihre Handflächen – genau wie vor einem Spiegel – gegeneinander. Aber bitte berühren Sie sich nicht. Und während die Musik erklingt, versuchen Sie, mit den Händen im Takt mitzugehen. Und bitte dabei nicht reden.«

Als leise Meditationsmusik erklang, wagte ich nicht, mein Gegenüber anzusehen. Ich versank im Anblick unserer Hände. Als meine Partnerin mir entgegengekommen war, kroch Angst in mir hoch. Ihre Gesichtszüge wirkten hart und unerbittlich. Mir fiel sofort meine Mutter ein, und ich konnte von dem Augenblick an an nichts anderes mehr denken. Ich glaubte, die Autorität, die sie ausstrahlte, regelrecht an meinem Körper zu spüren. So als bedeute sie mir: Ich hab das Sagen, und du bist still. Doch all das war nur Einbildung, denn als ich sie später besser kennenlernte, stellte ich fest, daß sie eine durchaus liebenswürdige Person war. Doch in diesem Augenblick war ihre Gegenwart für mich kaum zu ertragen. Ich spürte die mir vertrauten Bauchschmerzen, die ich immer dann bekam, wenn ich mich nicht wohlfühlte. Einer meiner Ärzte hatte sie als psychosomatische Beschwerden diagnostiziert. Und das waren sie wirklich, wie ich inzwischen wußte: der körperliche Ausdruck seelischer Probleme.

Nach dem ersten Spiel mußten wir uns auf den Boden setzen und die Augen schließen. Wir sollten mit unseren Händen die Hände des anderen ertasten. Kaum saß ich, grabschte mein Gegenüber schon nach meiner Hand. Ihre Hände waren eiskalt und furchtbar zittrig. Jetzt bekam ich zusätzlich zu meinen Bauchschmerzen auch noch furchtbar Herzstiche. Ich zog, so schnell ich nur konnte, meine Hände zurück und rutschte auf meinem Po zur Wand. Voller Entsetzen starrte ich in das Gesicht der Frau, die nicht weniger betroffen dreinschaute. So blieb ich sitzen, bis die Therapiestunde zu Ende war. Mir ging meine Leidensgeschichte wieder durch den Kopf, wie diese Schmerzen, die mit der Zeit unerträgluch geworden waren, mich von Arzt zu Arzt getrieben hatten. Ich begann zu weinen. Vor Wut, Scham und zuletzt auch aus Pein.

»Ich hab doch nichts, ich hab doch nichts! Ich bin vollkommen gesund. Das geht gleich wieder weg«, versuchte ich, mich selbst zu beruhigen. Nachdem alle gegangen waren, saß ich immer noch an derselben Stelle. Ich konnte kaum atmen vor Schmerz. Schließlich erhob ich mich und zog meine Schuhe an. Die Therapeutin kam zu mir und sagte: »Beruhigen Sie sich. Das geht vorüber. Versuchen Sie darüber zu reden, was sie da gerade erlebt haben – wenn es geht.«

Zuerst wollte ich eigentlich nicht sprechen, doch die Therapeutin blieb hartnäckig, und so erzählte ich von meiner Mutter und deren Dominanz in meinem Leben. Plötzlich bemerkte ich, daß die Schmerzen langsam nachließen. Ich war erleichtert. Also sollte sich dieser Zustand diesmal nicht zu einem Horrortrip auswachsen. Zu Hause hatte es manchmal Stunden gedauert, ehe die Schmerzen aufhörten.

Beim Abendbrot hatte ich jedoch immer noch leichte Beschwerden, und ich beschloß, sofort zu Bett zu gehen. Das Abendgespräch ließ ich einfach ausfallen. Es war zwar Pflicht, an diesen Unterredungen teilzunehmen, aber ich würde mich am nächsten Tag entschuldigen.

Der kleine Junge

Ich stellte fest, daß das Laufen mir zwar Spaß machte, aber nicht das Richtige für mich war. Ständig taten mir die Waden weh, und ich bekam Krämpfe. Da ich dann oft langsamer wurde und hinter den anderen herlief, nahmen mich meine quälenden Gedanken wieder in Beschlag. Ich mußte an die gestrige Situation denken und schämte mich für mein Verhalten. Ob die Frau gekränkt gewesen war? Zweifel wegen meines schroffen Verhaltens nagten an mir. Ich wollte mich gern entschuldigen, wußte aber nicht wie und eigentlich nicht einmal wofür. Ins Gesicht sehen konnte ich ihr sowieso nicht.

Ohne daß ich es richtig bemerkt hatte, stand ich plötzlich im großen Torbogen der Einfahrt zur Klinik. Dieses Tor wurde in der Mittagszeit immer geschlossen. »Tja, wie im Knast. Mittags bist du eingesperrt«, schoß es mir durch den Kopf, doch sofort rief ich mich wieder zur Ordnung: »Verdammt noch mal, hast du denn kein Gehirn? Hör doch endlich auf damit, dich selbst fertigzumachen. Du bist nicht eingesperrt. Du kannst hier jederzeit raus. Hinten an der Mauer sind noch zwei kleinere Tore, und die sind schließlich nie abgesperrt. Da kannst du immer raus gehen, auch in der Mittagszeit. Das ist auch nicht unbedingt verboten. Nur die Mittagsruhe solltest du möglichst einhalten.« Aber wenn man zu unruhig war, durfte man schon raus in die Stadt. »Angelika! Du bist und bleibst eine dumme Eule!« Ich mußte über mich selbst lachen.

Zur Visite befand ich mich wieder auf meinem Zimmer. Die Ärzte erkundigten sich täglich nach dem Befinden der Patienten, und es wurde uns dann auch die Gelegenheit gegeben, Probleme zu besprechen. Aber ich antwortete wie immer: »Danke bestens!« Ich wollte nicht zugeben, daß es mir manchmal reichlich schlecht ging.

Nach der Sensitivtherapie fühlte ich mich ein bißchen besser. Mein Weg führte mich, wie nach jeder Stunde, auf den Balkon. Mir wurde mulmig, als ich meine gestrige Partnerin dort entdeckte, doch sie winkte mich zu sich. Sie erzählte von ihren Problemen und darüber, daß sie sehr gut verstehen könne, wie es in mir aussähe. Sie sei mir auch nicht im geringsten böse, versicherte sie. Ich solle mir ihretwegen keine Gedanken machen. Es tat gut, soviel Vertrauen entgegen gebracht zu bekommen, und so erzählte ich ihr auch von mir. Von da an verstanden wir uns prächtig.

Für die Neuankömmlinge wurde an diesem Nachmittag ein Einführungsgespräch angeboten. Da ich mitten in der Woche angereist war, kannte ich bereits einige Therapien, und als ich dem Arzt so zuhörte, wie er den Neuen alles erklärte, mußte ich lächeln. Was sagte er diesen Menschen denn schon? Die meisten machten sich ja gar keine Vorstellungen davon, was auf sie zukam. An einigen Gesichtern erkannte ich die Angst, die auch in mir steckte und die bei weitem noch nicht ganz verschwunden war.

Um mich abzulenken, betrachtete ich den Raum. Man nannte ihn den altdeutschen Keller. Gott sei Dank ahnte ich damals noch nicht, was mir in diesem Raum noch alles widerfahren sollte. Ich wäre sonst wohl sofort geflüchtet. Doch noch hatte ich Zeit und Muße mir alles in Ruhe und gelassen anzusehen. Einige Polstersessel, ein paar Stühle, zwei kleine, niedrige Holztischchen, daneben zwei Stehlampen, ein

Fernseher in der Ecke und eine alte Wanduhr. Die Decke war zweimal gewölbt. Zwei kleine Fenster waren im dicken Mauerwerk eingelassen. Nur wenig Licht fiel herein. Eigentlich erschien alles recht gemütlich.

Nach dem Gespräch ging ich an den kleinen Fluß, der mitten durch die Ortschaft fließt. Ich wanderte über einen Fußweg, immer am Wasser entlang, und starrte in die Strömung. Meine Gedanken wanderten nach Hause. An all das Schlimme in der letzten Zeit mußte ich denken, an die Sinnlosigkeit meiner Ehe. Erst waren es die Eltern gewesen, weswegen wir uns dauernd gestritten hatten, dann die alkoholabhängige Schwester. Und schließlich entzweite uns das Sozialamt, das viel Geld von uns haben wollte. Doch Zeit, um uns mit unseren eigenen Problemen auseinanderzusetzen, hatten wir nie gehabt.

Gerds Vater hatte mich von Anfang an nicht gemocht. Ich war in seinen Augen die böse Schwiegertochter. Und seine Schwester sah in mir eine Erbschleicherin. Als ich das alles nicht mehr ertragen konnte, bin ich damals ausgezogen. Leider machte ich den Fehler, später wieder mit Gerd zurück in das elterliche Haus zu ziehen. Es war inzwischen auf ihn überschrieben worden. Aber nachdem seine Eltern sich so klammheimlich davongemacht hatten, sollte Gerd eine Unsumme für ihre Pflegekosten im Heim zahlen. Da wir aber gerade erst unsere Wohnung renoviert hatten, brachte uns diese Forderung an den Rand des Ruins. Ich glaube, es war alles zuviel für uns beide. Unsere Ehe schien am Ende zu sein.

In dieser Zeit wurde auch noch Gerds Schwester krank. Er behauptete, er könne sie nicht besuchen, weil er zuviel Arbeit hätte. Warum er sich so herausredete, verstand ich nicht. Klar, sie hatten Streit gehabt, aber es ging ihr doch wirklich schlecht, und ich hatte es ihm immer wieder gesagt, wie wichtig es sei, daß er zu ihr ins Krankenhaus gehen müsse. Doch immer mußte ich sie allein besuchen. Vergeblich versuchte ich, ein Band zwischen Bruder und Schwester zu knüpfen. Als ich ihm schließlich berichtete, daß sie im Sterben lag, glaubte er es zunächst nicht. Als er dann doch ins Krankenhaus kam, war es zu spät. Sie war an den Folgen ihrer Alkohol- und Tablettensucht gestorben.

Mein Schwiegervater gab mir natürlich die Schuld am Tod seiner Tochter. Denn ich war ja sein Sündenbock für alles. Damals erzählte er meinem erst fünfjährigen Sohn, ich hätte mich so oft mit ihr gestritten, das sie tot umgefallen sei. Er verstand zwar nicht, was der Opa ihm da sagte, aber begriff, daß es nichts Gutes war. Seitdem hatte er immer große Angst wenn Gerd und ich uns stritten. Die Worte seines Großvaters im Ohr, befahl er mir jedesmal: »Hör auf damit! Sonst muß der Papa sterben.«

Daß meine Schwiegereltern ins Pflegeheim gingen, hatte mich ehrlich gesagt auch froh gestimmt, denn sie hatten mir das Leben in den letzten zehn Jahren nicht gerade angenehm gemacht. Endlich konnte ich auf etwas Ruhe hoffen. Aber wir hatten die Rechnung ohne das Sozialamt gemacht, das die treibende Kraft im Kampf um die Pflegekosten war. Und dann mußte ich auch noch die Reaktion meines Mannes ertragen, der zuerst wütend, dann hysterisch und später apathisch wurde. Alles, einfach alles in meinem Leben ging plötzlich drunter und drüber. Kein Geld, kein Frieden, und zu allem Überfluß wuchs sich plötzlich noch die grundlose Eifersucht, die Gerd schon seit langem plagte, ins Unermeßliche. An diesem Zustand sollte sich zwei Jahre lang nichts ändern.

Unsere Ehe war wirklich nur noch ein Trümmerhaufen. Wenn es nicht so weitergehen sollte, mußte ich mich von meinem Mann trennen, schon der Kinder wegen, die still vor sich hinlitten. Ich wußte genau, wie man unter einer schlechten Ehe leiden konnte, denn ich hatte so wie sie unter den Streitigkeiten meiner Eltern gelitten: still. Es tat mir weh, in ihre traurigen Augen zu sehen. Doch den Mut für sie und für mich noch einmal von vorne zu beginnen, hatte ich nicht.

Ich setzte mich auf eine Bank und beobachtete eine junge Familie, die am Wasser spielte. Alle schienen so glücklich zu sein. Ich freute mich für sie, mußte aber wieder anfangen zu weinen. Irgendwie bekam ich das Gefühl, daß sich hier mein ganzes Leid verdichtete. Ich konnte nichts tun gegen meine Traurigkeit und diese Tränen, die immer wieder in mir aufstiegen. Es dauerte eine Weile, bis ich mich beruhigt hatte. Wieder einmal hatte ich kein Taschentuch dabei, und mußte verstohlen mit dem Pulli über Augen und Nase wischen. Ich fühlte mich wie ein kleines Kind. Hoffentlich sah niemand, wie ich mich benahm.

Als nächstes stand die Meditationsstunde auf dem Stundenplan, und so ging ich wieder zurück ins Haus. Für diese Therapie mußte ich mich erneut in den altdeutschen Keller begeben. Diesmal traf ch auf eine kleinere Gruppe, wieder mit fremden Gesichtern. Die Therapeutin trat ein. Es war meine Ärztin, eine Tatsache, die mir etwas Sicherheit gab. Offenbar hatte ich zu diesem Zeitpunkt schon mehr Vertrauen zu ihr, als ich zugeben wollte.

Die Ärztin begann zu erzählen: »Legen Sie sich entspannt in Ihrem Sessel zurück und schließen Sie die Augen. Ich erzähle Ihnen nun eine Geschichte, und Sie versuchen bitte, sich in die einzelnen Situationen hineinzuversetzen. Lassen Sie Ihrer Phantasie freien Lauf und lassen Sie die Bilder, die

Sie sehen werden, auf sich wirken. Lassen Sie auch Ihren Gefühlen freien Lauf. Mitten in der Geschichte werde ich verstummen. Dann denken Sie Ihre Geschichte weiter, bis ich Sie anspreche! Ich beginne – jetzt:

Es ist ein heißer Sommertag. Sie sind etwa neun Jahre alt und stehen auf einer Lichtung mitten im Wald. Sie gehen spazieren. Ein Heuwagen hält neben Ihnen, und Sie springen auf. Sie lassen die Beine baumeln und singen ein Lied. Der Wagen fährt tiefer in den Wald hinein und kein Sonnenstrahl erreicht Sie mehr. Plötzlich werden Sie überfallen ...«

Ich sah mich als Kind. Merkwürdigerweise war ich aber ein kleiner Junge. Neben mir saß ein Mann. Ich wußte aber nicht, wer er war. Er sprang vom Wagen und begann zu kämpfen. Ich kletterte ebenfalls vom Wagen, streckte den Räubern die Zunge heraus und klatschte jedem von ihnen mit der Hand ins Gesicht. Ich mußte über diese Phantasie so lachen, das ich mich nicht mehr konzentrieren konnte. Ich hörte die Ärztin sagen: »Kommen Sie langsam zurück in die Wirklichkeit!«

Erstaunt sah ich, daß einige Patienten bitterlich weinten. Ich konnte zu diesem Zeitpunkt nicht verstehen, aus welchem Grund man dabei einen Weinkrampf bekommen sollte. Daß sollte mir aber später auch passieren. Doch in diesem Moment fand ich die Situation äußerst befremdlich.

Ich war gutgelaunt und wollte nicht weiter über die anderen um mich herum nachdenken. Als ich den Raum verließ, stand Mike draußen im Torbogen, lächelte mir zu und lud mich zu einem Spaziergang ein. Er war ein guter Gesellschafter und ohne daß ich es merkte, brachte er mich dazu, über meine Probleme zu reden. Als der gute Zuhörer, der er war, enthielt er sich jeder Verurteilung, bewertete wirklich nichts. Hin und wieder stellte er Fragen und kam damit dem Kern meiner Probleme immer näher. Sein Gesicht wirkte interessiert. Keine

Neugierde und kein Mitleid waren erkennbar. Das gefiel mir. Wenn ich negative Bemerkungen über meinen Mann machte, unterbrach er mich und sagte: »Das solltest du nicht tun. Ich kenne nur deine Seite, es wäre unfair, danach zu urteilen. Wenn ich dir weiter zuhören soll, dann verurteile deinen Mann nicht. Werte ihn nicht vor mir ab, denn sonst verliere ich die Achtung vor dir. Versuch einmal, alles aus der Sicht deines Mannes zu betrachten. Auch er hatte es nicht einfach in dieser Zeit der Prüfungen.«

Ich erzählte ihm an diesem Abend von meiner Kindheit, meiner Jugend, meinen Ehejahren, einfach von allem, was mich bewegte. Wie kam ich bloß dazu, so viel Vertrauen zu ihm zu entwickeln? Ich hatte mich während meines Erzählens in meine Kindheit zurückversetzt gefühlt und eigentlich war es mir so vorgekommen, als hätte ich meinen Vater neben mir. Das war es, was uns in diesem Moment besonders verband.

Erst durch ihn und seine Kommentare wurde es mir so richtig bewußt, daß alles, also auch meine Probleme zwei verschiedene Seiten hat. Er richtete meine Aufmerksamkeit auf die sachliche Ebene der Dinge, die ich immer nur emotional betrachten wollte und lange Zeit auch nur konnte. Diese neue Sicht der Dinge sollte mir noch sehr helfen. Mike wurde mein Lehrer für viele Fragen des Lebens. Ich beschloß, das Risiko auf mich zu nehmen und mit ihm eine Freundschaft einzugehen. Daß dies bereits passiert war, wollte ich mir damals noch nicht ganz eingestehen. Und darüber reden wollte ich zunächst auch noch nicht. Es wurde daher zwischen uns nie über Freundschaft gesprochen. Sie war einfach da. Sie hatte keine Erklärungen nötig.

Therapien, Gedanken und Erkenntnisse

Gutgelaunt stand ich auf. Ich hatte geträumt: Mike und ich waren ausgegangen, wir redeten und lachten. Plötzlich blieb er stehen, drehte sich zu mir um, gab mir einen Kuß auf die Stirn und sagte: »Hiermit verabschiede ich mich von einem kleinen Jungen.« Ich mußte darüber so lachen, war offensichtlich sehr verlegen und wachte darüber auf.

Beim Laufen hatte ich heute ausnahmsweise keine Probleme. Der Tag begann gut, und so machte ich mir keine Sorge wegen der bevorstehenden Unterhaltung mit meiner Ärztin. Doch ich mußte schlucken, als sie mich darauf ansprach, was ich in meiner ersten Meditationsstunde erlebt hatte. »Frau Walk, denken Sie bitte mal über diesen kleinen Jungen nach. Was glauben Sie, was Ihr Unterbewußtsein Ihnen damit mitteilen will? Gehen Sie in Wirklichkeit auch so mit Ihren Problemen um wie dieses Kind? Und wie sind Sie wirklich? Kennen Sie sich selbst?«

Erst jetzt fiel mir auf, daß ich mich oft wie ein Junge benahm. Aber wollte ich wirklich so sein? Und die Forderung der Sensitivtherapeutin war mir wieder ganz präsent: Akzeptieren Sie sich so, wie Sie sind!

Akzeptierte ich mich tatsächlich so wie ich war? Nahm ich meine Probleme letztlich nicht ernst genug? Streckte ich sozusagen dem Schicksal stets die Zunge heraus und lief davon?

Ich war tatsächlich vor vielen Schwierigkeiten geflohen.

Selbstkritisch schaute ich an mir herunter: Jeans und Pulli mit Überlänge, wie immer Turnschuhe an den Füßen. Ungeschminkt, einmal kurz durch die Haare gebürstet, das war's. Die Haare konnten sowieso nicht großartig frisiert werden, da sie auf Streichholzlänge gekürzt waren. Schick sein? Nein, dazu hatte ich meistens keine Lust.

Hin und wieder war das anders. Dann wollte ich schon ein bißchen hübscher sein. Aber dazu brauchte ich einen besonderen Anlaß, und letztlich fühlte ich mich in solchen Situationen immer etwas unwohl, denn leider fällt es meist auf, wenn jemand, der die meiste Zeit schlampig herumläuft, sich einmal in Schale wirft. Und auffallen, das wollte ich nie, das vermied ich immer.

Meine drei Brüder waren alle sportlich, intellligent und witzig – und ich war lediglich ein Mädchen. Dies ließ man mich auch spüren. In der Erziehung wurde darauf allerdings weniger Rücksicht genommen. Mein Vater nahm mich mit zum Fußballplatz und war immer besonders nett zu mir, wenn ich mich wie ein Junge benahm. Er fand es witzig, wenn ich Schrammen hatte und war stolz, wenn ich den Schmerz nicht zeigte. Wenn mir zum Heulen war und er es merkte, sagte er sogar: »Ein Indianer kennt keinen Schmerz!«

Ich versuchte, so zu sein wie meine Brüder in dem Glauben, daß mein Vater mich dann richtig lieben würde. Das war natürlich fatal. Eine ganze Reihe solcher jungenhaften Verhaltensweisen habe ich auch als Erwachsene nicht abgelegt. Doch daß ich letztendlich ein Mädchen war, konnte ich zwar ignorieren, jedoch nicht ändern. In Jeans fühlte ich mich stets am wohlsten. Ja, ich glaubte sogar, ich hatte auch etwas Männliches an mir.

Mein Problem war nur, daß ich mein Anderssein nie akzeptiert hatte – weder, daß ich als Mädchen geboren wurde, noch daß ich immer dieses bengelhafte Verhalten zeigte. Eine verzwickte Situation! Manchmal gab es auch Tage, da war ich recht froh, eine Frau zu sein. Aber die meiste Zeit verfluchte ich es. Eigentlich schon seit ich das erste Mal meine Periode bekommen habe und die Bauchkrämpfe mir beinahe den Verstand raubten. Als Frau ist man ja doppelt gestraft: erst die Einschränkungen während dieser Tage – und dann auch noch irgendwann Kinder kriegen. Das ist doch ungerecht. Als Jugendliche fand ich dies so ungerecht, daß ich mir häufig wünschte, als Junge geboren zu sein. Bereits in meiner Kindheit hatte es eine Phase gegeben, in der ich mir gewünscht hatte, daß mir doch ein Penis wüchse, damit ich endlich ein Junge würde. Und über all dies hatte ich nie mit meinen Eltern reden können.

Erst während der Massage traten meine Gedanken an früher wieder in den Hintergrund. Die Hypnose versetzte mich in einen Schwebezustand, und danach schlief ich tief und fest ein.

An diesem Tag lernte ich noch eine neue Behandlungsform kennen: die Rhythmiktherapie. Wieder ein neuer Therapeut, wieder neue Gesichter. Angstgefühle, schon zu gut bekannt, machten sich erneut in mir breit. Trotzdem stieg auch große Neugier in mir auf. Der Therapeut war mir auf Anhieb sympathisch. Er strahlte Lebensfreude aus. Bei ihm spürte man, daß ihm seine Arbeit Spaß machte.

Wir spielten Ball, was mir irgendwie peinlich war, denn ich kam mir vor wie im Kindergarten. Der Therapeut schien die anderen Patienten zu kennen und unterhielt sich mit ihnen. Ich bemerkte aber, daß dies ein Wortgefecht der besonderen Sorte war. Obwohl ich zuhörte, wurde mir nicht klar, worum es konkret ging. Doch ich spürte, daß hier, auf diese Art und Weise, Probleme besprochen und verarbeitet wurden. Es begann, mich zu interessieren und mir zu gefallen. Nach einiger Zeit sollten wir uns auf den Rücken legen und vollkommen entspannen. Dann mußten wir im Zeitlupentempo den rechten Arm heben, dann das Bein und so weiter. Es machte Spaß, den eigenen Körper auf diese Weise kennenzulernen. Ich spürte eine ungeheure Schwere. Mein Körper wurde schwer wie Blei.

Ich war ganz froh, mich in dieser Stunde nicht erneut mit mir selbst auseinandersetzen zu müssen. Zu meinem Erschrecken mußte ich aber feststellen, daß viele der Patienten massive Probleme hatten. Durch die Therapie kamen sie geballt an die Oberfläche und mußten aufgearbeitet werden.

An diesem Tag machte ich mir auch zum ersten Mal darüber Gedanken, wie andere Patienten dies alles erleben mochten. Zum Beispiel Marc. Er war 22 Jahre alt, groß und schlank und trug eine kleine Nickelbrille, die ihm sehr gut stand. Er lehnte da an der Wand und weinte. Bis zu diesem Zeitpunkt hatte er auf mich eher den Eindruck gemacht, daß er sich pudelwohl in seiner Haut fühlte. Eigentlich glaubte ich, daß der Junge hier nicht hingehöre. Was mochte er wohl haben? Aber er sagte nichts, blieb stumm. Er wirkte vollkommen verstört.

Sehr nachdenklich wanderte ich zur nächsten Therapiestunde. Wir tobten zur Musik von Tina Turner, und ein griechischer Volkstanz brachte gute Stimmung in die Gruppe. Ein Pantomimenspiel folgte. Alle versuchten, durch Bewegung Angst, Gefahr und Unruhe auszudrücken. Das wollte ich aber nicht. Deshalb zog ich mich sichtbar in mein geistiges Schneckenhaus zurück, das mein Ort der Ruhe und Entspannung war. Ich stellte diese Situation dar, indem ich mich unter einen imaginären Wasserfall stellte, dann genüßlich wilde Früchte pflückte und zum Schluß auf einen Baum kletterte, um zu schlafen. Mein Pantomimenspiel kam gut an. Nach mir spielte eine neue Patientin einen Orang-Utan, was zu allgemeinem Gelächter beitrug. Aber sie hatte ihre Sache wirklich sehr gut gemacht.

Später erklärte mir die Therapeutin, daß man aus meinem Mienenspiel erkennen konnte, daß ich allmählich meine Einstellung änderte und langsam positiver dachte. Ich selbst konnte keine gravierende Veränderung an mir bemerken, außer vielleicht daß ich etwas freundlicher zu den Menschen um mich herum geworden war. Diese Diskrepanz zwischen Fremd- und Eigeneinschätzung ist nicht untypisch in solchen Situationen: Zunächst merkt man es nicht, daß es bergauf geht. Plötzlich kommt dann die schlagartige Erkenntnis, daß sich etwas geändert hat, und man ist freudig überrascht, ja überwältigt.

Gutgelaunt verließ ich den Raum. Doch meine Hochstimmung hielt nur bis zum Abendgespräch, das mich sehr aufwühlte. Ich war frustriert, weil uns ein Therapeut eine Geschichte erzählte, die mir sehr gefallen hatte. Erst nach intensivem Nachdenken erkannte ich den verborgenen Sinn der Geschichte und was sie mir sagen wollte.

In der Geschichte ging es um einen Baum, den ein Gärtner frisch gepflanzt hatte. (Hiermit war – zumindest in meiner eigenen Deutung – ein neugeborenes Kind gemeint, das auf die Welt kam und zu wachsen begann.) Als dieser Baum in die falsche Richtung wuchs, beschnitt der Gärtner den Baum. (Die Erziehung des Kindes setzte ein, es sollte geformt werden. Wunschvorstellungen der Erwachsenen spielten eine Rolle.) Der Gärtner beschnitt den Baum wieder und wieder. Und bald sollte er die Freude an seinem Baum verlieren, weil er nicht so wurde, wie er es sich erhofft hatte. (Das Kind wurde nicht so akzeptiert, wie es war, ihm wurde kein Freiraum gelassen.) Eines Tages begann der Baum zu verkümmern. (Der Mensch war seelisch krank geworden.) Ein kleines Mädchen sah den Baum und redete mit ihm und gab ihm alle Zuwendung und Liebe, die es in sich hatte. Der Gärtner sah dies und erkannte, daß er den Baum zwar pflegen, aber nicht mehr beschneiden durfte, damit er schön wüchse.(Der Mensch fand seinen eigenen Weg, wenn man es ihm nur erlaubte.) Der Baum wuchs fortan gut und gedieh prächtig. (Der Mensch hatte seinen eigenen Weg gefunden und kam nun mit seinem Leben zurecht, er dachte positiv, denn er konnte sich auch akzeptieren.)

Durch diese Geschichte fühlte ich mich stark angesprochen. Aber sie machte mich auch wütend, weil mein Mann ja Gärtner ist und sich Parallelen aufdrängten. Ich glaubte damals allen Ernstes, daß meine Ärztin die Geschichte allein für mich ausgesucht hätte, um mich in die Enge zu treiben. Je länger ich jedoch zuhörte, desto klarer wurde mir, daß diese Geschichte allen die Augen für ein Leben in Harmonie öffnen konnte.

Da mir das Nachdenken leichter fiel, wenn ich am Fluß saß, begab ich mich zu »meiner kleinen Bank«, wie ich diesen Ort heimlich getauft hatte. Ja, es stimmte, die Erziehung konnte von Anfang an viel kaputt zu machen. Alle meine Vorstellungen über das Leben, zum Haushalt, zu den Kindern und zum Thema Liebe wurden mir schon als Kind beigebracht. Jetzt mußte ich erst lernen, mich davon stückweise zu befreien und meinen Blickwinkel zu verändern. Ich mußte meine Vorstellungen und Werte einer strengen Überprüfung unterziehen und neue, mir eigentliche Entsprechende finden. Vielleicht hatte ich dann eine Chance, wieder zu mir zu kommen, ja, mit mir ins Reine zu kommen. Vieles, was mir meine Mutter – wahrscheinlich unbewußt – als Übles verteufelt hatte, war vielleicht für mich selbst gar nicht so schlecht. Das ahnte ich wohl, konnte mich aber nicht von alten Verhaltensmustern befreien. Mein Vater hatte mich ganz anders als Mutter erzogen. Er betrachtete viele Dinge von zwei Seiten, tat aber oft seine Meinung nicht kund. Ich wußte damals nicht warum, sondern glaubte, er kneife, wenn es darum ging, sich durchzusetzen. Aber wahrscheinlich war er einfach müde geworden. Also hielt er lieber den Mund. Er kam gegen den Rest der Familie nicht an. Es war wohl zu schwierig für ihn gewesen, fünf Kindern gerecht zu werden.

In der Familie meines Mannes zählte nur die Meinung des Vaters. Er war der Herr im Haus, das uneingeschränkte Oberhaupt, sein Wort gleich Gesetz. Und nun versuchte Gerd, dieses erlernte Muster auf unsere Ehe zu übertragen. Das konnte nicht gutgehen, da ich mir ja unsere Beziehung völlig anders vorstellte. Wir hatten also beide verschiedene Sichtweisen im Kopf und beide waren nicht in der Lage gewesen, ein gemeinsames herauszubilden. Zwei Menschen mit grundverschiedenen Erfahrungen trafen aufeinander, und es mußte einfach zur Katastrophe kommen. Besonders, nachdem seine Eltern ins Altenheim gekommen waren, mein Vater verstorben war und meine Mutter nicht mehr so in mein Leben eingreifen konnte, war es unausbleiblich, daß unsere unterschiedlichen Meinungen erst richtig aufeinanderprallten. Nach zehn Jahren versuchten wir endlich, unser eigenes Leben zu leben, und natürlich ging das schief.

Plötzlich hatte sich bei mir alle Wut auf Gerd konzentriert. Mir tat nur leid, daß ich hier Hilfe bekommen konnte und er noch nicht so weit war, sich zu öffnen. Ich beschloß, hier meinen Weg zu finden, um auch ihm beistehen zu können. Vielleicht war das der Weg, aus unerer Ehe eine intakte Beziehung zu machen.

Ein Brummen weckte mich aus meinen Gedanken. Ein weißes Motorboot sauste an mir vorbei. Die Leute darin winkten und lachten mir zu. »Was um alles auf der Welt hat mich dazu bewogen, mein Leben als sinnlos zu betrachten?« fragte ich mich, als ich die lachenden Gesichter sah.

Plötzlich empfand ich die Ruhe um mich herum als störend. Also ging ich kurzentschlossen in die Ortschaft, in der sich häufig viele nach dem Abendgespräch die Zeit vertrieben und traf auf Mike und andere Patienten. Wir diskutierten über die Geschichte mit dem Baum, und jeder berichtete von seinen Gedanken, die er während der Erzählung gehabt hatte. Es wurde ein wirklich anregender Abend.

Die Marionette

Ich erwachte tränenüberströmt, hatte aber keine Ahnung mehr, was im Traum passiert war und was mich so aufgewühlt hatte. Immer noch schluchzend, zog ich mich an und ging zum Joggen. Niemand sprach mich an, niemand schaute auch nur fragend in meine Richtung, niemand tröstete mich. Man nahm es einfach hin, als sei es total normal, wenn jemand so verheult aussah. Während ich lief, verschwamm die Gegend um mich herum regelrecht. Fast völlig blind vor Tränen rannte ich die gewohnte Strecke.

Zurückgekehrt ging ich sofort in mein Zimmer, schnappte mir meinen Walkman und begab mich sofort auf den Balkon. So versuchte ich, der morgendlichen Visite aus dem Weg zu gehen. Doch der Arzt schaute auch nach draußen, grüßte, sah mich ein Weile an, als warte er darauf, daß ich ihm etwas erzählen würde. Doch ich wußte nicht, was ich ihm hätte sagen sollen. So tat ich als hätte ich nichts gesehen und gehört, und offensichtlich respektierte er meinen Wunsch, nicht gestört zu werden, denn er ging fort, ohne etwas gesagt zu haben.

Später kam Will, zog mir die Stöpsel aus den Ohren und sagte lächelnd: »Mensch, Angelika, so viel Gefühl hätte ich dir gar nicht zugetraut. Als du hier ankamst, dachte ich, die ist verstockt und verzogen, wie ein kleines Kind. Das ist das schönste Abschiedsgeschenk, das du mir machen konntest. Bei dir ist also noch nicht Hopfen und Malz verloren!«

Ich hatte zum Abschied für ihn ein kleines Gedicht verfaßt und es ihm am Abend zuvor zugesteckt. Aber anstatt mich zu freuen, ärgerte ich mich über seine Worte, verbarg dieses Gefühl aber vor ihm, denn schließlich hatte Will nichts mit meiner Niedergeschlagenheit zu tun. Also bedankte ich mich für sein Lob und begab mich – immer noch schlecht gelaunt – in das anstehende Therapiegespräch.

Wir redeten kurz über meine Eheprobleme, doch wieder blockte die Ärztin dieses Thema ab und lenkte meine Aufmerksamkeit auf das Verhältnis zu meinen Eltern. Das Gespräch endete damit, daß sie mich fragte, ob ich nicht einen Brief an meinen toten Vater schreiben wollte – wenn ich möchte. Die Betonung lag hier auf dem letzten Nebensatz: wenn ich möchte. Immer wieder klangen diese Worte in meinem Ohr. Immer fragte ich mich unaufhörlich: Möchte ich oder möchte ich nicht?

Jede Entscheidung mußte ich hier selbst treffen. Das war schon merkwürdig. Zu Hause machte ich meist das, was die anderen von mir erwarteten, was meine Mutter, mein Mann, die Kinder oder meine Freunde von mir wollten, nie das, wozu *ich* eigentlich Lust gehabt hätte. Dieses Selbstentscheiden wurde somit zu einer sehr wichtigen Angelegenheit für mich.

»Na, wenn du meinst, daß es was bringt, dann mach ich das mal!« dachte ich. Aber irgendwie fühlte ich mich dabei gar nicht wohl. »Da sagt dir jemand, was du tun sollst, und wie immer tust du es schön brav. Ob das Vertrauen ist? Du weißt doch genau, daß dir niemand etwas befohlen hat,« schoß es mir durch den Kopf. »Oder *willst* du vielleicht, daß man dir sagt, was du tun sollst? Ja, wenn du ehrlich zu dir selbst bist, willst du genau das. *Du* wolltest nie etwas anderes. Es ist ja auch viel bequemer, sich immer alles sagen zu lassen! Diesmal sagt die Ärztin aber weder, was du zu tun hast, noch was falsch und richtig ist. Sie regt nur Dinge an, über die du dann nachdenken kannst. Ist das richtig? Sie möchte dich bewegen, nachzudenken und gefälligst selbst zu entscheiden. Und das verdammt noch mal sollst du endlich lernen: für dich selbst zu entscheiden!«

Es war tatsächlich Vertrauen, was in mir gewachsen war. Unterbewußt war es mir klar, daß es dies war, was mich meiner Genesung näher bringen würde, doch konnte ich es immer noch nicht zugeben, denn ich wollte endlich völlig unabhängig sein.

Ich entschied mich dafür, es mit dem Brief einmal zu probieren. Also begann ich, meinem toten Vater all meine Probleme mitzuteilen, sie mir sozusagen von der Seele zu schreiben. Die Ärztin war der Ansicht, daß er die einzige Person sei, bei der ich weniger emotional reagieren würde. Und sie hatte recht!

Trotzdem war es ein merkwürdiges Gefühl, an einen Verstorbenen zu schreiben, der diese Zeilen nie würde lesen können. Ich schrieb zunächst nur zögerlich, doch bald vergaß ich Zeit und Raum. Als ich zum Schluß meine Zeilen noch einmal durchlas, stellte ich fest, daß der Brief zu einer Selbstanklage geworden war. In erster Linie hatte ich nur über mich geschrieben, wollte endlich meine Dummheit und Unwissenheit bekennen. Kein Wort über meinen Ehemann, meine Mutterbeziehung oder ähnliches. Nur meinen Vater klagte ich an, weil er so einfach gestorben war. Ich begriff auf einmal, daß ich seinen Tod immer noch nicht verarbeitet hatte. Nein, ich konnte nicht einmal seine Abwesenheit akzeptieren. Mir war schmerzlich bewußt, daß er mich verlassen hatte. Ich zerriß den Brief, den weder mein Vater noch die Ärztin sehen würden, nahm meinen Walkman und ging zu meinem Baumstumpf.

Dort schmiß ich meine zerknüllten Papiertaschentücher

durch die Gegend, schlug auf den Gartenstuhl ein und schimpfte dumpf vor mich hin. Ja, ich sprach zu meinem Vater und ließ meiner Wut freien Lauf. Doch als sie verraucht war, entschuldigte ich mich für mein Benehmen und bedankte mich, daß er mir zugehört hatte. Ich weiß nicht warum, aber ich war in diesem Moment fest überzeugt, daß er mich gehört hatte. Ich glaube es manchmal auch heute noch.

Mein Ausbruch hatte mir zwar etwas Erleichterung verschafft, aber ich fühlte mich immer noch miserabel. Allerdings sollte es noch schlimmer kommen.

»Bitte stellen Sie sich vor, Sie eine Marionette!« waren die ersten Worte des Therapeuten in der Rhythmikstunde. Marionette, Marionette, Marionette – das war's.

Ich brauchte mir gar nicht erst vorzustellen, eine Marionette zu sein, denn ich war ja eine! Die Marionette meiner Mutter, meines Mannes, meiner Kinder, meiner Freunde, sogar die meiner Schwester. Tatsächlich hatte meine ältere Halbschwester diesen Ausdruck sogar einmal selbst gebraucht, als sie mir vorwarf, nur die Marionette meiner Mutter zu sein und kein eigenes Leben zu führen.

In gewisser Hinsicht hatte sie sicherlich recht. Alles, was meine Mutter damals gesagt hatte, war für mich Gesetz und durfte nicht angezweifelt werden. Sie machte keine Fehler – weder im Leben noch in ihrer Erziehung. Wehe dem, der etwas anderes behauptete. Der bekam es mit mir zu tun. Ich wollte sie immer nur im besten Licht sehen. Niemals hätte ich mir eingestanden, daß ich Probleme mit ihr hatte. Ich wollte die Wahrheit nicht wissen. Wenn mir jemand gesagt hätte, daß das ganz normal sei, daß auch andere Mädchen Konflikte mit ihren Müttern austragen müßten – ich hätte ihm nie geglaubt. Ich wollte eine durch und durch gute Mutter haben. Und nur wenn ich meine Mutter bis auf Blut verteidigte, konnte ich die Anerkennung finden, die ich brauchte. Blinder Gehorsam nahm mir die Sicht für die Wirklichkeit, denn ich wußte: Ich hatte nicht das Recht, meine Eltern zu verurteilen. Aber andererseits wollte ich doch nur ein bißchen Liebe und Anerkennung ...

»Nein, nein, nein! Ich will keine Marionette mehr sein! So, verdammt noch mal, will ich nicht bleiben! Ich muß anfangen, mein eigenes Leben zu leben, meine eigenen Entscheidungen zu fällen. Hier und jetzt will ich damit beginnen. Ich werde dieses blödsinnige Spiel von Abhängigkeit und Verpflichtung auf keinen Fall mehr mitmachen. Weil ich es nicht will!«

Solche Gedanken wirbelten durch mein Gehirn. Ich setzte mich auf den Boden und starrte auf die weiße Wand mir gegenüber. Die ganze Tragweite meiner Erkenntnis wurde mir auf einmal erschreckend klar. Ich dachte an meine Schwester. Mein Gott, was hatte ich damals immer für ein Theater gemacht. Wie oft war ich zu Tode beleidigt gewesen! Sie hatte mir an einem Wochenende mit sehr harten Worten ihre eigene, sehr negative Einstellung zu unseren Eltern erklärt und mir nahegelegt, nein eher gefordert, mich von ihnen zu befreien. Außerdem gab sie auch ihre Meinungen zu jedem ihrer Geschwister ab. Keiner von uns schnitt besonders gut ab dabei. Sie verletzte mich zutiefst mit ihren abwertenden Bemerkungen und merkte es nicht einmal. Zu Hause angekommen, versuchte ich, meine Enttäuschung in einem Brief loszuwerden. Ich schickte ihn ihr sogar, mit dem Erfolg, einen bitterbösen Brief von ihr zurückzuerhalten, in dem sie mir vorwarf, daß ich ihre Kindheit kaputtgemacht hätte. Wie sie zur dieser Überzeugung kommen konnte, ist mir bis heute nicht klar. Damals schämte ich mich einfach nur, geboren worden zu sein, denn offensichtlich haßte sie mich.

Seit dieser Auseinandersetzung hatte ich ein gestörtes Verhältnis zu ihr. Es ging soweit, daß sie mir am Sterbebett meines Vaters sagte, daß ich nichts mehr von ihr zu erwarten hätte und ich nicht mehr ihre Schwester sei. Geschockt schaute ich sie damals nur an, unfähig, darauf zu antworten. Für mich war es unfaßbar, daß ein Mensch in solch einer Situation nichts anderes zu tun hatte, als solche Dinge anzusprechen.

Zuerst wollte ich mich in meiner Wut mit verletzenden Worten wehren, doch ehe ich etwas sagen konnte, schluckte ich die Worte hinunter. Was hätte es denn auch gebracht, ihr an jenem Tag weh zu tun? Ich wußte, daß sie ihren Stiefvater liebte. Ihre Meinung hatte nichts mit ihrem Empfinden meinem Vater gegenüber zu tun. Mein Vater hat alle fünf Kinder gleich behandelt und seine Stiefkinder geliebt wie seine eigenen beiden. Und das hat meine Schwester sehr wohl zu schätzen gewußt, denn sie nahm niemals, so wie es einer meiner Brüder getan hat, mit ihrem biologischen Vater Kontakt auf. Während ich sie noch anschaute, wurde mir auf einemal klar, daß sie mir unsagbar leid tat. Ja, ich liebte sie trotz ihrer Fehler, doch sie würde es nie begreifen. Sie wollte schon früher nichts von meiner Zuneigung wissen und wehrte sich dagegen.

Leider hat sich an ihrer Haltung bis heute nichts geändert. Mir tat die Vorstellung weh, daß sie nichts mehr von mir wissen wollte, doch all meine Versuche, unser Verhältnis zu normalisieren, blockte sie ab. Irgendwann war unser Kontakt tatsächlich ganz abgebrochen, und ich mußte mir hier eingestehen, daß auch ich Schuld an dieser Situation hatte. Das tat weh. Ich beschloß, ihr einen Brief zu schreiben, ohne jedoch wirklich die Hoffnung zu hegen, daß sie mir antworten würde. Ich bat sie darum, mir meinen Seelenfrieden zu schenken, indem sie mir ein Zeichen gäbe – einen kurzen, netten Gruß, ein freundliches Wort am Telefon. Mehr wollte ich eigentlich nicht. Aber meine Schwester schwieg weiterhin. Dann rief ich sie an und fragte, ob sie mein Schreiben bekommen hätte, doch ihre Antwort enttäuschte mich wieder einmal: »Sie sehe keine Veranlassung, darauf zu reagieren.«

Mir blieb nur noch die Hoffnung, daß wir eines Tages doch noch einmal zueinander finden. Denn sie ist meine Schwester, und ich liebe sie so, wie sie ist, mit all ihren Fehlern und all ihren guten Seiten. Bis dahin muß ich stark sein.

Mit dem Wissen um mein Dasein als Marionette und mit übermäßig viel Wut im Bauch, bekam ich tatsächlich wieder meine psychosomatischen unerträglichen Bauchschmerzen. Ausgerechnet in diesem Momenat forderte der Therapeut mich auf, mich an der Arbeit der Gruppe zu beteiligen.

»Nein, verdammt noch mal«, fauchte ich ihn an. Sofort tat es mir wieder leid, ihn so angefahren zu haben. Was konnte der Mann dafür, daß es mir so schlecht ging? Meine Tränen ließen sich auf einmal nicht mehr zurückhalten. Er bat mit einfühlsamen Worten, mit ihm zu reden. Und ich begann, einem Fremden zu erzählen, was tief in mir vorging: daß ich ab sofort für mich selbst verantwortlich sein wolle – für mein Leben, mein Denken, mein Handeln, mein Fühlen. »Ich will der Mensch sein, der ich bin und nicht so, wie andere es mir vorschreiben, daß ich zu sein hätte. Ich bin ein Mensch der liebt.«

Plötzlich erschauderte ich. Ich begriff mehr und mehr, wie ich war, was meine Person eigentlich ausmachte. Eigentlich bin ich eher ein positiver Mensch, jemand, der sehr offen ist für alles Neue, der seinen Mitmenschen sehr wohlwollend gegenübersteht, wenn er sie erst einmal näher kennt. Aber zu Hause durfte ich diese Seite nie wirklich zeigen. Hinter allem und jedem wurde etwas Schlechtes vermutet. Immer wurde es verurteilt, wenn ich neue Leute kennengelernt hatte und begeistert von ihnen war. Alles wurde schlechtgemacht, egal was es auch war. Und ich nahm mit der Zeit dieselbe fatale Haltung an. Ich verurteilte andere, weil ich nichts anderes gelernt hatte, und war nicht mehr in der Lage, mir meine eigene Meinung zu bilden. Aber weil ich nicht so sein durfte, wie ich wirklich war, wurde ich todunglücklich. Früher war ich eigentlich ein fröhlicher Mensch gewesen. Mir fielen die Worte ein, die Gerd mir eines Tages einmal sagte: »Du und dein Herz, ihr fallt doch immer auf die Schnauze. Deine Gutmütigkeit und dein Gerede bringen dich irgendwann noch in Teufels Küche.«

Ja, das stimmte. Aber ich war eben so. Und mittlerweile mag ich mich auch wieder so. Aber weil ich wußte, daß alle anderen um mich herum meine Art nicht schätzten, zog ich mich in mich selbst zurück, immer beherrscht von der Angst, sie würden mich verabscheuen, wenn sie mein wahres Ich sähen. Mit der Zeit wurde ich richtiggehend menschenscheu. Gleichzeitig vermißte ich Freundschaften: Sicherlich ist es ein schreckliches Erlebnis, wenn man enttäuscht wird, aber noch schlimmer ist es, niemals Freundschaft zu spüren.

Nachdem die Stunde vorbei war, sprach der Therapeut mich nochmals an: »Frau Walk, ich denke, daß sie die einzig richtige Entscheidung in dieser Situation getroffen haben. Ich verstehe Ihre Reaktion sehr gut und ich glaube, sie ist ein positives Zeichen und bringt für Sie die richtigen Veränderungen mit sich!«

Erleichtert nahm ich seine Worte in mir auf. Aber ich begann wieder zu heulen – vielleicht aus Erleichterung, endlich ein Licht in meinem Dunkel zu sehen. Conny, eine andere Patientin von Mitte vierzig, nahm mich in den Arm, und ich kuschelte mich an sie. Sie gab mir den Trost, den ich noch vor ein paar Tagen aus Angst energisch abgelehnt hätte. Irgend etwas hatte sich in mir gelöst. Später berichteten auch andere, daß sich in dieser Zeit bei mir etwas wandelte. Ich beruhigte mich und spürte, daß die Therapien anfingen zu wirken, und merkte auch, wie sie funktionierten.

Ein psychisch kranker Mensch braucht nur ein Stichwort, eine Geste, einen Laut oder bestimmte Musik wahrzunehmen und eine Erinnerung bahnt sich einen Weg an die Oberfläche, sie bricht aus. Erst durch intensive Therapiearbeit kann sich ein Knoten lösen, können negative Erfahrungen aufgearbeitet und neu gesehen werden. Ich war auf dem besten Weg dazu, das zu schaffen. Alle, die hier waren, brauchten eigentlich Hilfe, auch wenn sie es teilweise vehement bestritten – nur mußten sie erst einmal die Menschen, die sie unterstützen wollen, an sich heranlassen. Nur dann können Therapien auch helfen. Denn nur wer sie zuläßt, wird diese neuen, positiven Erfahrungen, die er in einer Therapie macht, für sich nutzen können. Jeder der hier Anwesenden, hatte nicht nur jetzt gerade Probleme, sondern er schleppte viele unverarbeitete Kindheitserinnerungen mit sich herum, die ihn enorm belasteten. Sinn und Zweck der Therapien ist es, die Probleme, die uns heute belasten und die ihren Ursprung in der Kindheit haben, aufzuspüren und an die Oberfläche zu lassen. Ändern kann man an den Tatsachen natürlich nichts mehr, aber man kann versuchen, die Dinge anders zu sehen, sich mit ihnen zu versöhnen. Alles andere funktioniert dann von ganz allein.

In meiner Zeit in der Klinik merkte ich, wie allmählich all meine Wut auf Gerd verschwand. Mir wurde bewußt, daß jeder von uns Kindheitserlebnisse mit in unsere Ehe brachte, die dazu beitrugen, daß wir nicht miteinander klarkamen. Aber vor allem erkannte ich meine eigenen Fehler – und das tat sehr weh. Selbsterkenntnis ist eine bittere Pille, aber sie hilft. Nur sie hilft. All die Beklemmungen der letzten Jahre verschwanden. Es war wohl die Angst vor der Wahrheit gewesen, die Angst vor mir selbst, die mich solange gequält hat – die Unfähigkeit, mich und die anderen so akzeptieren zu können, wie sie sind.

Ich beschloß an jenem Tag, ab sofort in allen Therapiestunden aktiv mitzumachen, sie auf mich wirken zu lassen, alles zuzulassen, komme was wolle. Auch wenn es noch so weh tun würde. Vom Weinen total erschöpft, legte ich mich mitten am Tag ins Bett und schlief ein.

Niemand weckte mich. In der Klinik waren alle Therapeuten stets darüber informiert, was sich bei wem veränderte. Und man nahm Rücksicht darauf. So entstand auch der Eindruck, daß der einzelne Therapeut einfach alles über einen wußte. Das war insofern wichtig, weil man sich verstanden und sicher fühlte, ja manchmal sogar geborgen. Wenn es Meinungsverschiedenheiten gab, wurde geredet, jeder Gedanke wurde ernstgenommen.

Am Nachmittag hatte ich keine Therapiesitzungen, und so ging ich spazieren. Ich hing meinen Gedanken nach.

»Eigenverantwortlichkeit. Eigentlich etwas Selbstverständliches. Wieso mußte ich erst 33 Jahre alt werden, um das zu erkennen? Ich fühlte mich mein ganzes Leben lang immer nur für andere verantwortlich. Für Gerd und die Kinder, für all die Fehler, die sie machten. Obwohl sie letztendlich doch dafür selbst geradestehen mußten. Sie allein und nicht ich.«

Ich versuchte, mein Leben Revue passieren zu lassen und stellte fest, Eigenverantwortung oder Selbstbestimmung hatten bislang kaum darin einen Platz gehabt. Eine sehr traurige Bilanz. Und dann diese Eifersucht von Gerd.

Ich hatte versucht, sie ihm abzugewöhnen, aber je mehr ich mich dagegen wehrte, desto schlimmer wurde sie. Seine Eifersucht wurde zum Fluch. Und wenn ich gar nichts weiter mehr gegen ihn vorzubringen wußte, blieb zumindest diese Eifersucht. Auch ich trug meinen Teil zu unserem Unglück bei, weil ich mich oft unmöglich benahm, ihn auch quälte. Fehler machten wir also beide.

Abends lud mich Mike zu einem Kaffee ein. In dem Wissen, daß er mir geduldig zuhöre würde, berichtete ich ihm von meinen spürbaren Veränderungen. Als ich mit meiner Erzählungen, ja geradezu mit der Bilanz meines Lebens fertig war, sagte er nur: »So ist es gut, mein kleiner Junge! Deine Entscheidungen hören sich vernünftig und richtig an!« Der Tag, der so tränenreich angefangen hatte, wurde doch noch schön und endete mit einem für mich bislang unbekanntem Gefühl von Zuversicht.

Daß es Mike war, der all meine Schritte begleitet, merkte ich anfangs gar nicht. Ich nahm es als gegeben, fast schon als selbstverständlich hin und freute mich an seiner Art. Mein Herz hatte sich für ihn schon weit geöffnet – so wie für viele andere Patienten auch. Aber unsere Beziehung sollte zu einer ganz besonderen Freundschaft werden. Er war derjenige, der mich immer nur ansah und gleich wußte, wie es in mir aussah. Er hatte mein Innerstes schon erreicht, bevor ich mir dessen überhaupt bewußt war. Er war die bereicherndste Begegnung in meinem bisherigen Leben. Mir die Augen zu öffnen, das konnte er am besten von allen. Die positive Erfahrung mit ihm und die positiven Erinnerungen an ihn erleichtern mir noch heute das Leben, wenn es mal wieder Probleme zu lösen gibt. Wahrscheinlich war er mein bester Therapeut.

Besuch aus Belgien

Etwas bedrückt stand ich an diesem Samstagmorgen auf. Einige junge Leute, die ich näher kennengelernt habe und ins Herz geschlossen habe, durften nach Hause, gerade in dem Moment, an dem ich erkannt hatte, wie wichtig sie eigentlich für mich waren. Doch so ist es nun mal: Meistens wird man erst hinterher klug – wenn es zu spät ist. Ich unterdrückte die Tränen, als Will sich von mir verabschiedete. Er versprach mir, mich zu meinem Geburtstag zu besuchen. »Ob er es wirklich tun würde?« fragte ich mich.

Während die meisten der mittlerweile Vertrauten abreisten, fand glücklicherweise die Sensitivtherapie statt. So mußte ich ihnen nicht ein Lebewohl hinterherwinken und vermied so einen tiefgehenden Trennungsschmerz, unter dem ich sowieso litt. *Musik passiv* war genau das Richtige für meine Stimmung. Die Musik war ein wenig schwermütig, aber sie zog mich nicht zu sehr herunter. Danach richtete ich mich auf einen langen, langweiligen Samstag ein. Ich machte es mir mit einer Schachtel Zigaretten, einer Tasse Kaffee und meinem Walkman auf dem Balkon gemütlich. Außer mir würden an diesem Wochenende insgesamt nur zehn Patienten im Haus sein. Viele hatten Heimurlaub oder waren entlassen worden. Morgen würden die Neuankömmlinge kommen.

Da es um diese Jahreszeit, es war immerhin schon Anfang Juni, noch sehr kalt war, kuschelte ich mich in eine

Wolldecke. Monika kam auf den Balkon, fix und fertig für ihren ersten Heimurlaub. Sie hatte sich geschminkt und strahlte Freude aus. Ich gönnte es ihr und fragte mich selbst, ob ich mich wohl auch so freuen würde, wenn ich nach Hause gehen könnte. »Nein, ich brauche diese Ruhe, die mich hier umgibt. Wenn ich jetzt nach Hause käme, gäbe es nur wieder Zank und Streit. Ich bin noch nicht so weit, ich spüre es genau«, gab ich mir selbst zur Antwort. Mir war sehr bang vor dem ersten Besuch von Gerd. Aber an ihn wollte ich jetzt nicht denken. Es waren ja noch ein paar Tage bis dahin.

Heute sollte ein Freund und Arbeitskollege von Mike zu Besuch kommen. Mike wartete schon ungeduldig. Die neue Freundin seines Freundes kannte er auch noch nicht, deshalb war ihm wohl ein wenig mulmig vor der Begegnung, wie ich bemerkte. Als sie ankamen, stellte er sie mir gleich vor. Mir war das peinlich, ohne daß ich erklären konnte, warum.

»Hey, gehst du mit aus zum Essen?« lud er mich ein.

»Nein, nein! Kümmere du dich um deinen Besuch. Ihr habt euch sicherlich viel zu erzählen. Da störe ich nur«, antwortete ich ein wenig hastig. Ich freute mich allerdings riesig über seine Einladung. Seine Bekannten versicherten mir, daß ich ruhig mitkommen solle, sie würden mich gerne dabeihaben und kennenlernen. Dann könnten sich die beiden Männer in ihrer Landessprache unterhalten, und seine Freundin hätte auch jemanden zum Reden. Da ließ ich mich kein zweites Mal bitten, zumal ich Mike so sehr ins Herz geschlossen hatte, daß ich am liebsten jede freie Minute mit ihm verbracht hätte. Es wurde ein lustige Runde. Ich bereute es nicht, dieser Einladung gefolgt zu sein. Die beiden Menschen waren mir vom ersten Augenblick an sehr sympathisch. Sie waren humorvoll, und wir waren alle bester Stimmung.

Die Stunden flogen viel zu schnell dahin. Nachdem seine Freunde die lange Heimfahrt angetreten hatten, gingen Mike und ich noch einmal um den Teich. Er machte einen glücklichen Eindruck. Es hat ihm sehr gut getan, seinen Freund zu treffen, denn er hatte bereits vier Wochen keinen Besuch mehr gehabt. Für seine Frau und die Kinder war der Weg wohl zu weit.

Anschließend gingen wir in die kleine Kneipe gleich gegenüber der Klinik. Der Kneipenwirt war ein Oldiefan, und so lief eine alte Scheibe nach der anderen. Mike übersetzte mir die Songs. Er verblüffte mich immer wieder mit seinen Sprachkenntnissen. Insgesamt beherrschte er wohl vier oder fünf Sprachen perfekt. Fast hätten wir die Zeit und die Welt um uns herum vergessen. Viel zu spät machten wir uns auf den Weg zurück in die Klinik und verabredeten uns für den darauffolgenden Sonntag.

Am nächsten Morgen gingen wir zusammen in das Bistro nahe der Klinik. Wir tranken Capuccino und lachten viel. Viel zu schnell kam die Mittagszeit. Am liebsten wäre ich nie wieder von dort weggegangen. Nach dem Essen setzte ich mich auf den Balkon. Ich hatte Angst, aufdringlich zu erscheinen, wenn ich mich schon wieder mit Mike verabreden würde. Doch als Mike zu mir herauskam, brauchte er keine zehn Minuten, um mich zu überreden, doch mit ihm in die Stadt zu gehen.

Diesmal lenkte er das Gespräch auf meine Ehe. Ich erzählte ihm von meinen Schwierigkeiten und von der großen Eifersucht meines Mannes, ohne irgend etwas zu beschönigen, auch nicht mein falsches Verhalten in vielen Situationen. Während des Gesprächs wurde ich manchmal laut und heftig, doch er lächelte nur. Ich konnte sein, wie ich wollte, mal lustig, mal traurig, deprimiert oder wütend, er war nicht aus der Fassung zu bringen. Er brachte mich oft zum Lachen, und ich vergaß meinen Ärger oder Kummer, denn dann wurde über andere Dinge geredet. Ich merkte erst, wieviel Zeit vergangen war, als er mich am Arm nahm und sagte: »Komm, wir müssen zurück zur geliebten ›Ballerburg‹!«

Ein schöner Tod

Um halb sieben schien schon die Sonne in mein Zimmer. Der Himmel war wolkenlos und strahlte blau. Ob es draußen wohl auch so warm war, wie es von hier aus schien? Nachdem ich meinen Jogginganzug angezogen hatte, rannte ich in den Innenhof. Es war doch noch recht frisch. Ich hatte gute Laune und nahm den Weg bewußt wahr, den wir liefen. Zunächst ging es aus dem Klinikhof hinaus, rechts herum, ein kurzes Stück an der Klinikmauer entlang. Heute saß jemand auf »meinem« Plateau; man konnte es von dieser Seite sehen.

Eine kleine Brücke führte über einen Bach. Hier hatte ich vorgestern einer Entenfamilie zugesehen. Mit meinem Walkman hatte ich klassische Musik gehört und es schien, als wolle die Entenmutter dazu tanzen. Ein kurzer Feldweg folgte, wieder eine Brücke. Dann liefen wir zirka 300 Meter eine befestigte Straße entlang. Auf der rechten Seite standen schöne Villen. Dann führte eine Steintreppe zu einem Schotterweg. Links davon lagen Kleingärten, in denen einige Jungen spielten. Es war alles ruhig. Nur die Rufe der Kinder waren zu hören. Ich lächelte und begriff gar nicht, wie ich mich noch vor kurzem über Kinderlärm hatte ärgern können. Dann rannten wir durch ein Kornfeld.

Ein schmaler, unbefestigter Weg war der Beginn des schwierigsten Teils der Laufstrecke, aber auch der schönste. Rechts lag der kleine Teich. Die Sonne begann uns zu wärmen, und die Sicht war klar. Am Horizont konnte man eine leicht ansteigende Hügellandschaft erkennen. Für einen Stadtmenschen wie mich wirkten sie schon wie richtig ausgewachsene Berge. Im Teich spiegelten sich die verschiedenartigen Pflanzen, Gräser, Sträucher und Bäume, die ihn säumten. Die verschiedenartigen Düfte vermischten sich zu einem betörend schönen Geruch. In diesem Moment herrschte eine sehr schöne und ruhige Stimmung, die mir sehr gut tat. Insgesamt gab es drei Seen, doch wir liefen immer nur an zweien entlang. Rechts der eine, links der andere. Eine Ente schwamm schnatternd über das ruhige Wasser. Bald gelangten wir an eine Straße, eine Allee. Rechts und links standen große Linden. Ein Stück weiter kamen wir erst an einem Weizenfeld, dann an einem Maisfeld vorbei. Dahinter gelangten wir wieder an dem Weg mit den Kleingärten und ab ging es zurück zur Klinik.

Er war wunderschön, dieser Lauf, ganz anders als sonst. Nein, *ich* war anders als sonst. Ich glaubte langsam daran: Ich war zur richtigen Zeit am richtigen Ort.

Mein Appetit, mich selbst zu entdecken, war angeregt. Zufrieden gab ich mich in *Musik passiv* den Klängen hin und genoß die Hypnose. Diesmal fühlte ich mich wie ein Hohlkörper. Wie eine leere Dose. Ich konnte – meine Augen waren dabei stets geschlossen – durch meinen Körper hindurchsehen. Alles war leer. Es ist sehr schwierig, in Worte zu fassen, was ich dort erlebte. Aber es war einfach ein tolles Gefühl, sich so ganz sich selbst hinzugeben. Zudem schien ich im Raum zu schweben.

In *Musik aktiv* spielten wir an diesem Tag mit Stühlen. Mir gefiel dieses Spiel überhaupt nicht, ich fand es richtig blöd. Doch eigentlich lag dies nicht an dem Spiel, sondern ich lernte wieder einmal eine negative Seite meines Selbst kennen, die mir gar nicht gefiel: Mir wurde klar, daß ich manchmal kein sonderlich zuvorkommender und rücksichtsvoller Mensch sein kann.

Hinter mir weinte ein junges Mädchen. Es tat mir leid, sie so bitterlich heulen zu hören. Sie war noch so jung. Aber ich hatte mittlerweile gelernt, wie wichtig es ist, seinen Schmerz und Kummer herauszulassen, und ließ sie in Ruhe. Spontan hatte ich zu ihr hingehen und sie trösten wollen, aber dazu war ich wohl doch noch nicht in der Lage.

In dieser Situaion wurde mir zum ersten Mal mein Alter richtig bewußt. Eigentlich fühlte ich mich noch immer jung. Doch wenn ich jetzt dieses verzweifelte Mädchen sah, noch keine 19 Jahre alt, da wurde mir ganz bewußt, daß ich Mutter bin und durchaus – oder vielmehr wieder – in der Lage, andere zu stützen. Ich fühlte diese Kraft zurückkommen. In diesen Augenblicken begann wohl das, was ich mein Erwachsenwerden nenne.

Immer noch nachdenklich folgte ich am Abend dem Gespräch des Therapeuten. Mike lud mich anschließend zum Kaffee ein, und ich freute mich sehr darüber. Wir verbrachten einige Stunden in einem Lokal, und geschickt hatte er das Thema auf meinen Vater gelenkt. Ich erzählte ihm von den letzten Stunden seines Lebens. Zu Mike hatte ich Vertrauen soviel Vertrauen wie noch nie zu einem anderen Menschen.

Nur deshalb konnte ich ihm ganz offen erzählen, daß dieser Tod mich nicht so geschockt hatte, wie man es eigentlich hätte erwarten können, denn tief in mir drinnen empfand ich den Tod meines Vaters als ein schönes Erlebnis, obwohl der Herzschmerz mich zu zerreißen drohte. Mit meiner Familie konnte ich aber darüber nicht reden.

Meine Mutter hätte mich in dieser Zeit wahrscheinlich aus dem Haus geworfen, wenn sie gewußt hätte, wie ich empfunden hatte. Inzwischen ist das völlig anders geworden; jetzt kann ich vieles mit ihr besprechen, und sie weiß heute, wie es damals um mich stand. Und sie bringt Verständnis für meine Gefühle auf. Doch früher wäre das noch vollkommen unmöglich gewesen.

Mike bat mich, ihm sämtliche Einzelheiten zu berichten. Sanft streichelte er mir über den Arm, als er merkte, daß es mir nicht so gut ging. Tränen liefen mir über das Gesicht, als ich zu erzählen begann: »Als Papa sich zwei Tage vor seinem Tod förmlich aufgegeben hatte, dauerte es nicht lange, und er war nicht mehr ansprechbar. Ich saß an seinem Bett, sah in sein Gesicht und streichelte unentwegt seine fast blutleere Hand. In diesen zwei Tagen machte er kaum die Augen auf. Die Nacht vor seinem Tod schlief ich in einem Bett neben ihm. Mutti saß auf einem Stuhl. Sie starrte ihn nur an, tränenlos und apathisch. Ich wünschte mir so sehr für beide, daß alles bald vorbei wäre.

Am nächsten Morgen frühstückte ich völlig normal. Einer meiner Brüder sah mich deshalb vorwurfsvoll an. ›Mein Gott‹, dachte ich, ›ich lebe! Und wenn ich das durchstehen soll, was jetzt kommt, mußte ich doch was in den Magen kriegen. Ich lebe – und er stirbt.‹ An seinem Bett sitzend beobachtete ich, wie die Atmung schlechter wurde. Da er lebensverlängernde Maßnahmen abgelehnt hatte, gab man ihm nur eine Atemhilfe. Ich bat die Ärztin um ein Beruhigungsmittel für mich, denn meine Nerven waren zum Zerreißen gespannt. Lange konnte es nicht mehr dauern. Ich bekam, was ich wünschte und merkte bald, daß die Tropfen wirkten, ich wurde ganz ruhig und gelassen. Die Atmung von Papa wurde schlechter und schlechter und plötzlich wußte ich: Jetzt ist es soweit. Ich klingelte nach der Ärztin, die darum gebeten hatte.

Mama schaute irritiert, so als begreife sie gar nichts. Ich glaube, sie wollte nicht wahrhaben, daß es soweit war. Sie tat mir leid, aber ich konnte doch nichts ändern. Außerdem hatte ich genug Mühe damit, mit mir selbst klarzukommen. Mein Blick war fest an Papa geheftet, schließlich hatte ich ihm versprochen, ihn in seiner schwersten Stunde nicht allein zu lassen. Hilflos mußte ich seinem Sterben zusehen. Ich nahm seine Hand und hielt sie mir an die Wange.

Ich konnte den Tod fast in ihn hineinkriechen sehen. Die Finger bekamen ganz langsam eine gelbliche Färbung. Blutleer waren sie – in Sekunden. Die Verfärbung stieg weiter in ihm hoch. Vom Hals über das Kinn, zur Nase, zu den Augen. Und da geschah es! Er öffnete die Augen und sah mich an. Seine Augen waren vollkommen klar. Es war nicht zu fassen, so vollgepumpt mit Morphium wie er war. Aber der Unterschied seines jetzigen Zustandes zu dem der letzten Tage war zu offensichtlich. Er war bei klarem Verstand. Ich konnte Freude in seinen Augen erkennen. Und ich glaube ganz fest, er hat sich wirklich gefreut – wahrscheinlich darüber, daß endlich alles vorbei war, daß er nun vom Leben und vom Leid erlöst war. Und sein Blick traf mich mit so viel Liebe. Ohne Worte wußte ich, daß er mich liebt. All die vorangegangengen Wochen wollte ich es nur ein einziges Mal hören. Nun hatte ich meine Antwort. Diese Liebe bedurfte keiner Worte. Das hatte ich in diesem Augenblick begriffen.

Ich konnte Abschied nehmen. Während der Glanz aus seinen Augen verschwand, spürte ich eine angenehme Hitzewelle in mir aufsteigen. Seine Hand lag in meiner, er drückte sie ein letztes Mal schwach, und die Wärme wurde intensiver. Seine Hand erschlaffte, doch in mir war ein Feuerwerk an Wärme, und es tat so gut, sie zu spüren. Ich hatte keine Angst mehr.

Der Tod meines Vaters gab mir etwas, daß ich nicht in Worte fassen kann. Aber er war schön. Natürlich empfand ich den Schmerz des Verlustes, aber ich glaubte nicht mehr, daß der Tod ganz schrecklich sei. Das war einfach so.

Nur ein paar Sekunden später schloß die Ärztin die Augen von Papa, und alles war vorbei. Fassungslos starrte ich die Ärztin an. Ich glaube, sie wußte, was ich gerade erlebt hatte. Ich drehte mich um und öffnete das Fenster. Kaum hatte ich die Fensterflügel ein wenig auseinandergezogen, spürte ich ganz deutlich, einen Hauch an mir vorbeiwehen. Lach jetzt bitte nicht«, sagte ich ernst zu Mike, »aber ich glaube, es war seine Seele, die an mir vorbei in den Himmel emporschwebte!«

»Oh, nein, ich lache dich nicht aus, ganz im Gegenteil. Nehme dieses Erlebnis so an, wie du es empfunden hast, und denke stets positiv daran. Es wird dir viel Kraft geben«, war alles was Mike zu meiner Geschichte sagte. Danach versuchte er mit allen Mitteln, mich in besssere Stimmung zu bringen, doch da seine Ablenkungen vergeblich waren, begleitete er mich bald bis vor meine Zimmertür. Dort gab er mir einen Kuß auf die Stirn und sagte: »Gute Nacht, mein kleiner Junge.« Ich mußte lächeln. So eine ähnliche Situation hatte ich erst vor kurzer Zeit im Traum erlebt. Aber ich hütete mich davor, ihm davon zu erzählen.

Brief an meine Mutter

Mittlerweile hatte ich keine Angst mehr, wenn die Ärztin vor mir saß und redete. Ich wußte, daß sie mich mit den Fragen und Aufgaben, die sie mir stellte, in meiner Entwicklung weiterbrachte, auch wenn das nicht immer schmerzfrei für mich war. Dieses Mal sprachen wir über die Beziehung zu meiner Mutter, die mir gerade eine Karte geschickt hatte. Nur einen knappen Gruß – ohne Unterschrift. Ich hatte mich maßlos darüber aufgeregt. Sie hatte am Telefon vorher schon so merkwürdig geklungen, so als ob sie die Notwendigkeit dieser Kur nicht einsehen würde, sondern sie für einen Urlaub – den sie mir allerdings mißgönnte – hielte. Dann diese unmögliche Karte. Ich wußte, es ging ihr nicht gut. Aber verdammt noch mal, mir doch auch nicht! Konnte das denn überhaupt keiner verstehen?

Diese Karte wirkte so anonym auf mich. Nur weil ich die Schrift meiner Mutter erkannte, wußte ich überhaupt, von wem sie kam. Dieser merkwürdig kühle, lieblose Gruß tat mir weh, aber wieso, das wußte ich trotz aller Überlegungen immer noch nicht.

Die Ärztin stellte mir die Aufgabe, einen fiktiven Brief an meine Mutter zu schreiben, um mir über meine eigenen Gefühle ihr gegenüber klarzuwerden. Dabei sollte ich sachlich bleiben und versuchen, alle Angriffe oder Beleidigungen zu unterlassen. Wie schnell kommt es dazu, in großer Wut Worte zu wählen, die man anschließend bereut. Diese

Erfahrung hatte ich in den letzten Jahren zur Genüge gemacht.

Ich zog mich an meinen Baumstumpf zurück, um in aller Ruhe schreiben zu können. Merkwürdigerweise blieb man dort meist allein. Es war wohl ein ungeschriebenes Gesetz, einen Patienten nicht zu stören, wenn er dort nachdachte – es sei denn, man wurde ausdrücklich zum Bleiben aufgefordert. Ich selbst ging auch immer fort, wenn ich jemanden an diesem Platz antraf.

In weniger als einer Stunde konnte ich einen Brief vorweisen, der fünf Seiten lang war. Ich hatte versucht, meiner Mutter keinerlei Vorwürfe zu machen, denn ich wollte lernen, meinen eigenen Weg zu gehen und mich von ihr lösen. Sie hatte keine Schuld daran, daß ich nicht in der Lage war, mich selbständig zu entwickeln, sondern die besonderen Situationen in meinem Leben und nicht zuletzt ich selbst haben dies erfolgreich verhindert. Nachdem ich zu Ende geschrieben hatte, war ich mir nicht sicher, ob ich diesen Brief jemals abschicken würde ...

»Liebe Mama!

Ich schreibe diesen Brief, weil ich sonst den Frust über Dinge, die gesagt und getan wurden, nicht loswerden kann. Du bist meine Mutter, und wirst es ewig bleiben. Und weil Du meine Mutter bist, werde ich Dich lieben, so wie ich Dich lieben kann. Ich habe Dich eine zeitlang abgöttisch geliebt, doch das war ein Zustand, der mich krank und abhängig machte. Du hast Dich in den letzten Jahren und vor allen Dingen in den letzten Monaten sehr verändert, so daß ich merke, daß ich mich gefühlsmäßig von Dir entferne.

Als ich klein war, da liebte ich Dich blind. Aber da liebtest Du mich auch noch so, wie ich war. Du warst meine

Mami, die mich tröstete, die mir die Tränen fortwischte, die mir den Schmerz nahm, wenn ich mir weh getan hatte. Doch irgendwann war diese Mama nicht mehr ausschließlich für mich da. Du gingst arbeiten und hattest nicht mehr die Zeit, Dich ausreichend um mich und die anderen Kinder zu kümmern. Du hattest andere Verpflichtungen, die ich als Kind aber nicht akzeptieren konnte.

Als wir aus unserer Zweizimmerwohnung auszogen, waren alle glücklich. Nur ich kam mir so allein vor mit meinem Kummer, den niemand sah. Auch Du nicht. Für alle war es ein tolles Erlebnis. Für mich brachte der Umzug eine grausame Zukunft. Meine kleine heile Welt zerbröckelte Stück für Stück – stetig und unabwendbar.

Sicherlich hattet Ihr, Vati und Du, so Eure Probleme. Aber mußten wir Kinder sie alle gnadenlos mitbekommen? Durch alles, was geschah, sah ich meinen Vater mit anderen Augen. Sicherlich hattest du irgendwie versucht zu verhindern, daß ich schlecht über meinen Vater dachte, doch es ist Dir nicht gelungen. Die Realität zeigte die Lüge nur zu deutlich.

Du hattest Probleme mit Deiner Luft. Du bekamst Asthmaanfälle. Ich stand oft neben Dir und hatte große Angst um Dich. Und Vati war oftmals der Auslöser, zumindest in meinen Augen. Noch heute habe ich Angst vor deinen Asthmaanfällen. Ich traute mich darum nicht, Dir meine Ängste, aber auch meine Wut, die ich oft hatte, zu gestehen. Denn dann hättest Du mal wieder einen Anfall bekommen können, und ich wäre dann daran schuld gewesen. Ich glaubte, diese Anfälle könnten Dich töten. Aber ich wollte meine Mama doch nicht töten. Also tat ich alles, was Du von mir erwartet hast. Ja noch mehr: Ich tat das, von dem ich nur glaubte, daß Du es von mir erwartet hast. Was Du aber wirk-

lich von mir wolltest oder nicht, das kann ich heute noch immer nicht klar sagen.

Ich erfuhr schon mit neun Jahren Dinge, die ich besser nicht gewußt hätte. Bedingt durch diese Erfahrungen, die Du gemacht hast, waren Frauen in meinen Augen nichts wert. Männer waren die Machthaber, und die Frauen hatten für sie dazusein. Je netter und friedlicher man sich als Frau verhält, desto einfacher gestaltet man sich sein Leben, lautete die unüberhörbare Botschaft. Also tat ich in meiner Ehe genau das, was ich gelernt hatte. Mit fatalen Folgen für mich, wie ich heute einsehen muß. Und das Thema Sexualität wurde dadurch auch durch eine getrübte Brille gesehen.

Ich stand viele Jahre immer zwischen Mama und Papa. Für Mama war stets der Anspruch auf blinden Gehorsam zu erfüllen, für Papa mußte ich der starke, selbstbewußte Junge sein. Ich habe ihn lange Zeit mit falschen Augen gesehen. Ich gebe Dir weiß Gott nicht die Schuld dafür, es waren wahrscheinlich all die schlechten Umstände, die dazu führten, daß wir alles nur noch negativ sehen konnten.

Warum ich lange Jahre in dem Glauben lebte, mein Vater hätte sich lieber einen Jungen als Erstgeborenen gewünscht, hatte bestimmt mit der geringen Meinung zu tun, die ich von mir hatte. Aber ich glaubte allen Ernstes, daß Vati mich nur lieb hätte, wenn ich mich wie ein Junge benähme.

Dann geschahen Dinge, die ich nach meiner Meinung auf gar keinen Fall hätte miterleben dürfen. Ich sah nur immerzu meine Mama, der man wehtat. Dabei hast Du Dir oft selbst Demütigungen zugefügt. Doch das verstand ich damals natürlich nicht. Meine Geschwister lösten sich nach und nach von Dir und trugen heftige Auseinandersetzungen mit Dir aus. Ich konnte nicht begreifen wieso. Ich verteidigte Dich bis aufs Blut und wollte – aus Angst – nicht erkennen, daß es ein ganz natürlicher Vorgang ist, wenn Kinder sich von ihrer Mutter lösen. So stand ich dann zwischen Dir und den anderen wie ein kleiner Racheengel. Wenn sie Dir vorwarfen, daß Du sie zu sehr an sie bandest, schrie ich dazwischen. Schließlich warst Du doch die Mutter und hattest das Recht, uns Einhalt zu gebieten. Zum Schluß wurde ich von Dir und von den Geschwistern angefaucht. Du hattest wahrscheinlich Dein Unrecht eingesehen, die anderen erreicht, was sie wollten, und ich stand als Prellblock parat. Plötzlich war ich ganz allein.

Und auch wenn ich heute Probleme mit Gerd habe, so muß ich mir doch eingestehen, daß ich erst durch ihn begann, mich ein wenig von Dir zu lösen. Wie ich schon sagte, Dir mache ich keine Vorwürfe. Eher mir selbst. Es wäre nur schön, wenn Du diesen Brief eines Tages lesen und auch richtig verstehen könntest.

Ich möchte meinen Brief hier beenden. Es ist gesagt, was gesagt werden mußte. Mehr ins Detail will und kann ich nicht gehen. Denn dann müßte ich mich schämen. Es sind alles Dinge, die eben in einer Familie nicht geschehen sollten und doch immer wieder geschehen. Ich war zu klein, um alle Vorgänge um mich herum zu begreifen, doch ich spürte die Hilflosigkeit ...«

Diesen Brief zu schreiben fiel mir sehr schwer. Wieviel vertane Zeit, wieviele nutzlose Jahre. Doch es ging mir danach wesentlich besser. Ich hatte begriffen, daß ich meine Mutter weder haßte, noch daß ich ihr ernsthaft böse sein konnte. Es geschehen halt Dinge, die man akzeptieren muß. Wer weiß, wie *meine* Kinder später einmal fühlen werden, und wer weiß, was *sie* mir eines Tages vorwerfen können. Ich hoffe nur, daß ich selbst dann eine verständnisvolle Mutter sein kann.

Ermattet begab ich mich zur Hypnosesitzung und ließ mich ganz fallen. Das war etwas, was ich mittlerweile gelernt hatte, dieses Abschalten, das mir sehr guttat.

Meine Gedanken schweiften ab, ich dachte an Mike. Dieser Mensch schien überhaupt keine Probleme zu haben. Aber aus welchem Grund war er dann hier, was versteckte er hinter seiner schönen Fassade? Er redete nie beziehnungsweise nur wenig von sich. Vielleicht war es gerade das, was mich so zu ihm hinzog: daß er immer beherrscht gelassen schien, daß er sich eben so verhielt, wie ich es gern getan hätte.

In der Einführungsphase von *Musik aktiv* tobte ich mich bei Diskomusik aus. Es folgte wieder das stumme Spiel. Wir sollten uns einen Platz aussuchen, an dem wir uns wohlfühlten. Ich saß am Heizkörper und wärmte mir den Rükken. Dann sollten wir uns langsam von dem gewählten Ort lösen und uns einen neuen Platz im Raum suchen. Ich bewegte mich auf eine Wandleuchte zu, die mich magisch anzog.

»Warum um alles in der Welt suche ich mir diese Wandleuchte aus?« fragte ich mich. »Weil sie Licht spendet. Licht für die Zukunft, sinnbildlich gesehen. Ich wollte ab jetzt nicht mehr einfach in den Tag hineinleben. Nicht mehr nur reagieren, sondern mein Sein aktiv gestalten. Und rückwärts gehen? Auf keinen Fall!« Ich befand mich nur noch mit meinem Körper in diesem Therapieraum und meine Tagträume waren losgelöst von Zeit und Raum.

»Lieber gehe ich einen neuen Weg. Einen Weg, der Zukunft hat. Es ist schwer, vorwärts zu gehen, aber es ist die einzige Möglichkeit, die mir bleibt. Wenn ich wieder glücklich sein will, muß ich nach vorne schauen und nicht rückwärts. Vielleicht könnte es auch ein Weg fort von Gerd sein ...«

Plötzlich war ich wieder im Therapieraum und ärgerte mich darüber, daß ich immer so tief in meine Gedankenwelt versank. Wieder stieg die altbekannte Ablehnung der Therapien und der Therapeuten in mir auf. Die Angst vor der Auseinandersetzung mit mir selbst würde ich wohl nie verlieren.

Weinend betrachtete ich die Menschen um mich herum. Diesmal schien es aber alle erwischt zu haben. Jeder saß oder stand in einer Ecke, und die Tränen flossen.

»Mensch, Angelika, nimm doch endlich diese Gemeinschaft richtig an, werde endlich ein Teil von ihr. Du siehst doch, daß du hier nicht allein bist. Du wirst sonst weiter einsam sein, wie schon immer, und das wird dich langsam sterben lassen. Öffne dich endlich, und schieb die Zweifel beiseite«, meldete sich eine innere Stimme. Da beschlich mich ein beklemmendes, aber bekanntes Gefühl. Da war etwas – oder jemand – in mir, der versuchte immer wieder, mir Angst zu machen.

Ich mußte dringend mit Mike sprechen. Er war der einzige, der mir jetzt helfen konnte. So schnell ich konnte lief ich zu seinem Zimmer, überredete ihn, mit in die Stadt zu kommen und erzählte ihm in den nächsten zwei Stunden von dem, was mich so bewegte. Wie immer lächelte er wieder nur, beruhigte mich und brachte mich letztendlich zum Lachen. Wie schön. Ja, es war auch wieder schön, auf der Welt zu sein.

Trauer

Beim Aufstehen am nächsten Morgen sah ich in den Spiegel und ärgerte mich. Zwar schaute endlich ich mich an und nicht mehr das andere, doch das Auf und Ab meiner Gefühle ließen das Spiegelbild oftmals nicht sehr befriedigend ausfallen. Ich fühlte mich nicht besonders an diesem Tag und hätte am liebsten auf das Joggen verzichtet, doch ich überwand meinen inneren Schweinehund, stieg in den Jogginganzug und lief mißmutig meine gewohnte Strecke ab. Inzwischen wartet ich nicht mehr auf den Therapeuten, der allmorgendlich den neuen Patienten Anweisungen gab, sondern lief allein.

Ich hoffte nur, daß die erste Therapiestunde dieses Tages, Meditation, meine Stimmung heben würde. Die Ärztin begann wieder mit einer Geschichte: »Stellen Sie sich vor, Sie seien ein Kind von zirka fünf Jahren. Sie freuen sich auf den Abend, denn es ist Sankt Martin. Es findet ein Martinszug mit abschließendem Feuer statt. Ihre Eltern begleiten Sie zu dem Zug, und Sie stehen am Ende vor einem großen Feuer. Es wärmt Sie, und Sie starren fasziniert in die Flamme ...«

Ich spürte die Wärme des Feuers. Ich sah in die Flammen, und Nebel tauchte vor meinen Augen auf. Was ich dann erlebte, war schön, sehr schön, aber es tat auch in meinem Herzen sehr weh. Endlich nahm ich Abschied von meinem Vater. Ich spürte seine Wärme, glaubte, seinen Atem zu fühlen, sah seine Augen, die vor Lebensfreude leuchteten. Ein wissendes, ja erschreckend wissendes Lächeln lag auf seinen Lippen. Sie sagten mir alles. Plötzlich war mir klar, was ich nie für möglich gehalten hatte.

»Ich hab es all die Jahre gewußt« sprachen seine Augen und sein Lächeln zu mir. »Ich wußte, wie sehr du an mir gehangen hast, auch wenn du es nicht zeigen konntest. Ich wußte es, und ich war nie wirklich böse wegen deines schlechten Benehmens. Ich habe dich geliebt, ich habe dich immer geliebt und liebe dich bis über den Tod hinaus. Ich werde für dich da sein, zwar nie wieder so, wie ich es im Leben war, aber ich werde bei dir sein. Du wirst es spüren. Ich war immer für dich da und werde es auch weiterhin sein ...«

Ich sah ihn, wie er mich über seinen Kopf hinweg in die Höhe wirbelte, ich selbst noch ein Säugling. Ich sah ihn, wie er versuchte, mir die ersten Wörter beizubringen. Ich sah ihn mit einem Gipsbein im Park Fußball spielen. Ich sah ihn, wie er mir mit viel Geduld das Radfahren beibrachte. Ich sah ihn, wie er mich stützte, als ich schwimmen lernte. Und stets hatte er dieses Lächeln auf den Lippen, das ihn so liebenswert machte. Dieses Lächeln hat verhindert, daß ich ihn haßte.

Langsam verstärkte sich der Nebel wieder. Seine Gestalt verlor an Kontur. Das Leuchten verschwand aus seinen Augen, und auch das Lächeln ermattete. Ich spürte nur noch die Wärme, die von ihm zu mir hinüberfloß, was mich schlagartig an mein Empfinden während seines Todes erinnerte ...

»Kommen Sie zurück«, hörte ich von weit her die Stimme der Ärztin. Als mir bewußt wurde, wo ich war, flossen Tränenströme über meine Wangen. War dies sein endgültiger Abschied? Habe ich erst jetzt seinen Tod begriffen – oder akzeptiert? Verwirrung machte sich in mir breit. Nur eins war in diesem Moment ganz klar: Er hatte es gewußt!

Er hatte es die ganze Zeit gewußt, wie sehr ich unter der Sprachlosigkeit zwischen uns gelitten hatte.

Irgendwie hatte ich es verdrängt, wieviel Zeit er mir in all den Jahren gewidmet hatte. An die Jahre als Säugling und Kleinkind konnte ich mich natürlich nicht erinnern, aber mir stand noch sehr deutlich vor Augen, wie ich Schwimmen und Radfahren lernte. Als ich in die Pubertät kam, konnte mein Vater mir leider nicht mehr helfen. Mittlerweile war ich so verschlossen, daß ich sowieso niemanden mehr an mich heranließ.

Als ich endlich, nach vielen Jahren, eine liebevolle Beziehung zu ihm fand, war er bereits todkrank. Da waren Gespräche über meine Probleme nicht mehr möglich. Er hätte mir sowieso nicht helfen können, weil er seine Rolle spielte. Endlich verstand ich ihn. Was hätte er denn gegen ein 14jähriges, pubertierendes Mädchen, das von seiner Mutter hoffnungslos abhängig war, ausrichten können? Niemals wäre ein vernünftiges Gespräch dabei herausgekommen. Er konnte mir nur helfen, indem er passiv blieb. Er blieb stumm, aber er vermittelte mir mit seinem Lächeln all die Liebe, die er für mich hatte. Aber ich hatte es nie verstanden, sondern fragte mich, blind vor Eifersucht und Wut, mich immer wieder, ob er mich jemals so lieben würde wie seine Stiefsöhne.

Mitpatienten kamen und wollten mich trösten. Ich schickte sie fort, wollte allein sein mit meiner Trauer und meinen Tränen. Es dauerte eine ganze Weile, bis ich bereit war, den Therapieraum zu verlassen. »Hallo Froschauge, willkommen in der Wirklichkeit«, begrüßte ich mich selbst. Meine Augen waren vom Weinen fast zugeschwollen, doch die Lust auf Zigaretten war größer als die Sorge um mein Aussehen und zog mich magisch auf den Balkon. Als ich den Kellerraum verließ, stand Mike pötzlich vor mir. In seinen Augen stand ein großes Fragezeichen.

»Warum in drei Teufels Namen interessiert sich dieser Mann für mich?« schoß es mir durch den Kopf. Gleichzeitig wäre ich ihm am liebsten um den Hals gefallen, um sofort weiterzuheulen. Doch mein Kopf blieb Sieger. »Halt, stopp! Jetzt ist Schluß! Du mußt mit deinen Problemen allein fertigwerden. Zu Hause gibt es auch keinen Mike, der dir zuhört und dir gute Ratschläge gibt. Und merk dir ein für allemal, er ist *nicht* dein Vater. Er ist *nicht* dein Bruder. Er ist ein Fremder mit eigenen Schwierigkeiten, auch wenn er dies nicht zugibt. Also laß ihn in Ruhe mit deinem Kram, solange du dich nicht beruhigt hast. Und jetzt geh so schnell du kannst an ihm vorbei, und verzieh dich, kapiert?« Und so lief ich so schnell ich konnte, wortlos an ihm vorbei, setzte mich auf den Balkon und rauchte. Ich wußte, er beobachtete mich, guckte bewußt nicht in seine Richtung. Ich vermied es, ihn direkt anzusehen. Aber er schaute nur nachdenklich und ließ mich in Ruhe.

Nach dem Bad und der Massage sprach er mich an: »Bitte, Angelika. Bitte, geh mit mir Kaffee trinken. Ich weiß, du hattest heute eine schwere Therapiestunde, und ich kann verstehen, daß du allein sein willst. Aber es hilft dir nicht, wenn du dich wieder vergräbst!« Vielleicht hatte er ja recht! Und so ging ich mit ihm und berichtete ihm, was ich erlebt hatte.

An jenem Tag erzählte er mir das erste Mal von sich und weshalb er in der »Ballerburg« war. Seine Probleme lagen nicht wie bei mir in der Familiengeschichte, er hatte extreme Schwierigkeiten mit seinem Selbstvertrauen. Ihm fehlten fünf Monate seines Lebens im Gedächtnis, und er konnte nur sehr schlecht damit umgehen. Zwanghaft versuchte er, sich seine Erinnerungen zurückzuholen. Er hatte irrationale Ängste entwickelt und konnte seitdem nicht mehr allein in einen Laden oder überhaupt irgendwohin gehen, wo er sich nicht auskannte. Es sei zwar schon besser geworden, aber noch nicht besonders gut. Nun verstand ich erst, wieso ich ihn immer begleiten sollte. Ich gab ihm Sicherheit, so merkwürdig das auch klingen mag.

Unruhe und ein unerwarteter Besuch

In der nächsten Nacht hatte ich sehr schlecht geschlafen, die meiste Zeit wachgelegen. Daher ließ ich meine Joggingrunde ausfallen, blieb im Bett und vergegenwärtigte mir den vergangenen Tag noch einmal: die Meditationsstunde, der Abschied und die überströmende Liebe die ich jetzt für meinen Vater empfand. Wie schlecht hatte ich immer von meinem Vater gedacht, und es tat immer noch weh, mir dies selbst einzugestehen. Zu meinem Trost fiel mir ein, daß Papa und ich mal ein kurzes Gespräch über diese Dinge geführt hatten. Damals erklärte er mir, ich solle mir keine Sorgen machen, denn er wisse genau, daß ich nicht anders handeln könne. Und damit war die Sache für ihn erledigt gewesen.

Es war eigentlich nichts Schlimmes, was ich tat, wenn ich sauer auf ihn war – ich ließ ihn nur tagelang links liegen, wenn er meine Mutter wieder zum Weinen gebracht hatte. Ich bestrafte ihn mit bösen Blicken, wenn er sie bis in die Nacht hatte warten lassen, nachdem er morgens nur kurz zum Frühschoppen gegangen war. Meine Gedanken jedoch waren viel düsterer, als meine Blicke ausdrücken konnten. Daß meine Mutter an der Situation nicht unschuldig sein könnte – auf diese Idee kam ich damals einfach nicht. Aber mein Vater lächelte mich immer nur an. Auch wenn er sich längst wieder mit seiner Frau vertragen hatte, schmollte ich. Ich konnte nie verstehen, wieso sie ihm so schnell verzieh, und war nachtragender als sie.

Manchmal, wenn ich meine sture Haltung vergaß, gab es für mich nichts Schöneres, als mit meinem Vater zusammenzusein und von ihm ernstgenommen zu werden. Aber mit zunehmendem Alter wurden diese Augenblicke der Übereinstimmung seltener. Erst nach meiner Heirat konnte ich ein offeneres und ehrlicheres Verhältnis zu meinem Vater entwikkeln. Und tief im Innersten schämte ich mich viele Jahre ihm gegenüber für mein früheres Verhalten. Ich versuchte, es ihm immer wieder zu erklären, doch er winkte meist nur ab und wollte keine großen Worte darüber verlieren. Aber dies legte ich ihm wiederum als Gleichgültigkeit aus.

Irgendwann rappelte ich mich dann doch auf, denn ich mußte wieder zu einem Therapiegespräch. Die Ärztin fragte mich nach meinem gestrigen Erlebnis. Selbst mir war klargeworden, wie wichtig diese Gefühlsüberschwänge in der Meditation für mich waren. Die nächste Aufgabe, die sie mir stellte, war, einen Brief an meinen Mann zu schreiben. Ob ich ihn absenden würde oder nicht, sei allein meine Entscheidung, erklärte sie mir.

Da ich nicht gerade darauf brannte, sofort mit diesem Brief zu beginnen, verschob ich das erst einmal auf den Nachmittag und ging in die Rhythmikgruppe. Diesmal konzentrierten wir uns auf Atemübungen. Die Situation hier erinnerte mich an meinen Weinkrampf von gestern, und wieder dauerte es nicht lange, bis die Tränen erneut flossen. Martin, ein junger Mann von 24 Jahren nahm mich tröstend in den Arm und flüsterte: »Ach Angelika, nimm es dir nicht so zu Herzen. An einem anderen Tag bin ich wieder dran – oder Conny oder Ursula. Und dann geht es dir wieder gut. Nimm es nicht so tragisch. Du bist nicht unkontrolliert, sondern deine Gefühle, die du all die Jahre versteckt hattest, kommen endlich hoch. Laß das einfach zu! Wenn du erst wieder zu Hause bist, wirst du dich noch oft genug beherrschen müssen. Wegen der Kinder, wegen Besuch, der vielleicht gerade anwesend ist, oder weil du einfach Gefühle nicht zeigen willst. Wir lernen hier unsere Gefühle neu kennen – und damit umzugehen. Hier darfst du ruhig hemmungslos sein.«

Dankbar nahm ich seine Worte in mich auf und war beruhigt. Doch während der Ruhepause kamen mir wieder die Tränen. Als der Arzt zur Hypnose erschien, stellte ich mich schlafend. Ich glaubte, er merkte es, aber er ließ mich allein.

An Nachmittag versuchte ich, den Brief an Gerd zu schreiben. Wo sollte ich nur beginnen? Ich wußte, daß ich meinen Mann noch gerne hatte, aber ob ich ihn immer noch liebte, war mir nicht klar. Was ist das eigentlich, Liebe? In meiner damaligen Situation, so voller Emotionen und total durcheinander, wußte ich keine Antwort auf diese Frage. Doch sicher war ich mir, daß der Schwebezustand der Glückseligkeit, den man normalerweise mit Verliebtheit bezeichnet, mit echter Liebe, dieser Art von Zuneigung, die Paare in der Ehe zusammenschmiedet, nur wenig gemein hat. Zu dieser Art von Liebe mußte viel mehr gehören.

Die Belastungen in unserer Beziehung waren im Laufe der Jahre immer größer geworden. Leider hatten wir es nie gelernt, mit solchen Kriesen richtig umzugehen. Im Moment waren die durch die Schwierigkeiten verursachten unschönen Gefühle größer als unsere Liebe. Vielleicht liebten wir uns noch genug, um unsere Ehe zu retten, doch sicher war ich mir nicht.

In meinem Brief beschrieb ich meinem Mann zunächst alles, was mir bislang widerfahren war, und daß ich hier sehr nette Menschen kennengelernt hatte. Ich bat ihn auch darum, mir die Zeit zu lassen, die mir hier in der Klinik noch blieb, da ich den Abstand zu ihm und den Kindern brauchte. Als nächstes folgte eine Beschreibung dessen, was ich in der letzten Zeit über mich selbst herausgefunden hatte. Inzwischen sei ich auch nicht mehr wütend auf ihn. Aber für manche Handlung, mit der ich ihm in den Wochen vor meinem Klinikaufenthalt traktiert hatte, entschuldigte ich mich. Ich hoffte, dabei die richtigen Worte gefunden zu haben, nein, ich *glaubte*, die richtigen Worte gefunden zu haben – und steckte den Brief in den Briefkasten, in der festen Überzeugung, daß nun alles gut werden würde.

Durch das Schreiben diese Briefes hatte sich meine Laune sehr gebessert. Nach der Bewegungstherapie sollte wieder eins der üblichen festlichen Essen stattfinden, so wie alle vierzehn Tage. Eigentlich mochte ich diese Feierlichkeit nicht, aber dieses Mal wollte ich meine Mitpatienten zeigen, daß ich auch ganz Dame sein konnte, wenn ich wollte. Also putzte ich mich für diesen Abend richtig groß raus.

»Wow, wie siehst du denn aus? Du bist ja richtig hübsch. Das hätte ich dir ja nicht geglaubt! Das hast du bisher aber gut versteckt!« kommentierte eine meiner Tischgenossinnen mein verändertes Aussehen. Die andere schaute mich mit großen Augen an, sagte jedoch zunächst nichts. Dann lächelte sie und meinte zu mir: »Du, wenn mein Mann am Wochenende kommt, dann erscheine doch bitte wieder als kleiner Junge. Sonst muß ich ja Angst haben, daß er sich in dich verguckt!« Sie meinte es scherzhaft und als Kompliment. Überrascht stellte ich fest, daß mir diese Bemerkung überhaupt nicht peinlich war. Mein Selbstvertrauen schien tatsächlich zu wachsen. Früher hätte ich verklemmt am Tisch gesessen und alle Komplimente zurückgewiesen. Glücklicherweise nahm Mike an diesem Abend nicht teil und bekam mich daher nicht zu Gesicht. Im Grunde war ich erleichtert darüber, denn es wäre mir nicht recht gewesen, wenn er meine Bemühungen um mein Aussehen auf sich bezogen hätte.

Nach dem Essen schminkte ich mich wieder ab, zog mir meine Jeans an und schlenderte zu der kleinen Kneipe gegenüber. Wie der Zufall es wollte, saß Mike an einem der Tische. Er war nicht gut drauf, freute sich aber über meine Gesellschaft, wollte aber viel lieber ganz allein mit mir sein. Daher bat er mich, mit auf sein Zimmer zu kommen. Zuerst zögerte ich, denn es war verboten, Besuch auf den Zimmern zu empfangen, und fühlte mich überhaupt nicht wohl in meiner Haut. Was würden wohl die anderen über mich und Mike denken, wenn das herauskäme? Aber wie so oft nahm mir Mike meine Zweifel. Also begeleitete ich ihn nach oben.

Eigentlich hatte ich erwartet, daß wir über ihn reden würden, doch er saß einfach nur da, rauchte seine belgischen Stummel und fragte, wie ich mich fühlte. Damit spielte er auf den bevorstehenden Besuch meines Mannes an, der sich für den nächsten Sonntag angesagt hatte. Ich erklärte ihm, daß ich unruhig sei. »Sag nichts Unüberlegtes, wenn er dir gegenüber steht. Denk nach, bevor du sprichst. Denk an eure Kinder, denk daran, wie wichtig dir eure Familie ist. Angelika, du wirst es schon schaffen. Ich glaube, du machst das schon richtig!« Dann gab er mir einen Kuß auf die Wange und bat mich, ihn allein zu lassen.

Ich schaute wohl etwas verdutzt und schuldbewußt drein, und so sagte er zum Abschied: »Mach dir keine Sorgen. Ich genieße deine Gesellschaft wirklich und höre dir auch gerne zu, aber du hast heute einen schlechten Tag erwischt. Ich bin ganz einfach müde!« Mit diesen Worten schob er mich sanft durch die Tür. Manchmal glaubte ich, er konnte meine Gedanken lesen. Offensichtlich spürte er, daß ich nervös war und mich nicht wohl in meiner Haut fühlte. Da er mich anlächelte, ging ich beruhigt auf mein Zimmer.

Am nächsten Tag, es war Samstag, sank meine Zuversicht auf den Nullpunkt. Der morgige Besuch von Gerd schnürte mir die Kehle zu. Mich beschlich eine Ahnung, daß irgendetwas passieren würde. Noch blieb mir ein Tag, bis ich ihm gegenüberstehen würde. Mein Kraft verließ mich – stündlich hatte ich weniger Energien.

Die Zeit verrann nur langsam. Einige Patienten waren entlassen worden, andere auf Heimurlaub. Mike hatte sich einer Besichtigungsgruppe angeschlossen, und ich saß allein auf dem Balkon, als plötzlich Steffen und Antje, Freunde von Alex, vor mir standen. Sie waren einfach auf einen Überraschungsbesuch vorbeigekommen. Vor einiger Zeit hatte ich sie spontan angerufen und gefragt, ob sie nicht Lust hätten, einmal vorbeizukommen. Richtig zugesagt hatten sie nicht. Um so überraschter war ich jetzt.

Ihre herzerfrischende Offenheit tat mir gut. Über meinem Alltag in dieser Klinik stellten sie mir haufenweise Fragen und behandelten auch die anderen Patienten völlig normal. Ich hatte schon viele Besucher beobachtet, aber die meisten zeigten so eine merkwürdige Art von Sorge und Ängstlichkeit, daß es kaum zu ertragen war. Es gab selten Leute, die mit so wenigen Vorurteilen hierherkamen, wie diese beiden. Es wurde ein sehr interessanter Nachmittag, und es fiel mir schwer, Abschied zu nehmen, denn ich wußte damals nicht, ob ich sie so schnell wiedersehen würde.

Vor dem Abendessen beschloß ich, noch einmal um den See zu gehen. Unterwegs dachte ich an Gerd und unsere Beziehung. Ich wurde das Gefühl nicht los, daß unsere Ehe an ihrem Ende angelangt war, obwohl ich nichts unversucht lassen wollte, um sie zu retten. Es fing an zu regnen, darum lief ich schnell zurück. Mike war noch nicht wieder zurück, und so beschloß ich nach dem Abendbrot, gleich ins Bett zu gehen und schlief trotz meiner Vorahnungen schnell ein.

Meine Familie

Seit 9 Uhr saß ich nun schon auf dem Balkon und wartete. Gerd hatte am Telefon versprochen, er würde rechtzeitig losfahren. Was hatte ich vorgestern noch zu Mike gesagt? »Bald kommt Gerd, und ich habe Angst!« Das stimmte inzwischen nicht mehr, denn die Angst war einer maßlosen, altbekannten Wut gewichen. Um 9 Uhr wollte er hier sein. Ich hatte alle verrückt gemacht, einen Frühstückstisch organisiert und den Kaffee schon bestellt. Es wurde halb zehn, und er war immer noch nicht da. Wie ein gefangenes Tier rannte ich auf dem Balkon hin und her.

»Mensch beruhige dich doch! Vielleicht ist er im Stau steckengeblieben. So etwas passiert doch schon mal. Oder er hat länger geschlafen als geplant«, versuchte Mike, mich zu beruhigen. Doch ich wollte mich gar nicht beruhigen. Zu oft hatte ich mir von Gerd leere Versprechungen anhören müssen. »Ich komme gegen 17 Uhr nach Hause«, war seine Lieblingsankündigung. Um 21 Uhr stand er dann endlich müde, gereizt und abgespannt in der Haustür. »Ich mußte noch eine Arbeit zu Ende bringen«, flüsterte er mehr, als daß er sprach.

Und so ging es Woche für Woche, Monat für Monat, Jahr für Jahr. Und Angelika, die brave, liebe und verständnisvolle Ehefrau, lächelte dazu, winkte ab und kümmerte sich um ihn, denn sie hoffte, daß es der Familie eines Tages finanziell bessergehen würde. Er hatte es ja versprochen. »Macht nichts, Schatz. Jetzt bist du ja da. Soll ich dir einen Kaffee kochen?«

fragte ich ihn oft noch höflich, obwohl ich eigentlich vor Wut kochte und die Enttäuschung mich allmählich von innen zerfraß. Ich war eifersüchtig auf seine Arbeit, die ihm mehr zu bedeuten schien als die Kinder und ich. Aber eigentlich hatte ich gar keinen Grund, mich zu beklagen. Mein Ehemann war fleißig, führte eine eigene Firma, besaß ein eigenes Haus, trank nicht und hatte auch sonst keine Flausen im Kopf. Also, eigentlich hatte ich kein Recht mich zu beklagen – und tat es doch, denn immer versprach er etwas und hielt sich letztlich doch nicht daran.

All das ging mir durch den Kopf, während ich ungeduldig wartete. Inzwischen hatte ich totale Sehnsucht nach meinen Kindern, auf die ich mich sehr freute. Sie zu vermissen und mich um sie zu sorgen, hatte ich mir in den letzten Wochen verboten, um nicht auch noch vor Heimweh zu heulen.

Mike versuchte krampfhaft, mich in eine Unterhaltung zu verwickeln. Er redete sogar über Fußball, da unsere beiden Jungs im Verein spielten. Aber ich konnte ihm nicht zuhören, sondern lächelte ihn nur an. Er war immer so besorgt um mich, und eigentlich hätte ich ihm dankbar sein sollen, daß er versuchte, mich abzulenken. »Und denk dran, bleibe ruhig, wenn sie nachher da sind.«

Als ich sie endlich durch den Torbogen kommen sah, saß die ins Unermeßliche gestiegene Erwartung wie ein Knoten in meiner Brust. Mein Sohn Michael würde bestimmt als erster auf mich zustürzen, um mich herzlich zu umarmen, dicht gefolgt von meiner Tochter Stefanie. Doch war meine Enttäuschung kaum auszuhalten, als beide eher heranschlichen und verstört in meine Richtung schauten. Sonst so lebenslustige Kinder hatten sie heute offensichtlich Angst, das spürte ich genau. Ihre Haltung war angespannt und ihre Augen irrten von rechts nach links, als erwarteten sie jeden Moment, etwas

Schreckliches zu erleben. Das zu sehen, brach mir das Herz. Auf dem Balkon angekommen, grüßte Michael nur leise und wich den Blicken der für ihn fremden Patienten aus.

Mike sah mich nur kurz an, aber sein Blick signalisierte mir erneut, daß ich es schaffen würde. Als er aufstand, um auf sein Zimmer zu gehen, fühlte mich plötzlich hilflos und klein. Martin sprach meinen Sohn an, doch dieser reagierte nicht. Er drückte mich, gab mir einen Kuß und machte Platz für seine kleine Schwester. Sie kam nur zögernd die Treppe hinauf, warf sich mir dann doch an den Hals und ließ mich nicht mehr los.

Und dann kam der gefürchtete Augenblick, denn mein Mann stand vor mir. Gerd sah mich unsicher an und erwartete wohl einen Begrüßungskuß, doch mir war nicht danach zumute. Daher drehte ich meinen Kopf zur Seite, so daß er nur meine Wange traf. Immer noch kochte ich vor Wut, denn natürlich machte ich ihn für die Verspätung und auch für das seltsame Verhalten der Kinder verantwortlich. »Was er den Kindern wohl Schreckliches über mich erzählt hat? Er glaubt anscheinend immer noch, daß ich Urlaub auf seine Kosten mache«, war alles, was ich denken konnte.

Nachdem die Begrüßung so mager ausgefallen war, gingen wir spazieren, um die entstandene Fremdheit etwas zu überspielen. Die Kinder waren in Alarmbereitschaft, und ich traute mich nicht, mit Gerd ein persönliches Gespräch zu beginnen. So beschränkte sich unsere Unterhaltung auf Fragen und Floskeln wie: Wie geht es dem, wie geht es jenem, das Wetter war schön, das Wetter war schlecht usw. Endlich wurde es Zeit für das Mittagessen. Die Kinder aßen kaum, Gerd und ich gar nicht. Eisiges Schweigen am Tisch. Wir fühlten uns so unsicher, so ohnmächtig. Ich hätte ihnen so gern Mike vorgestellt, doch ich wußte genau, daß dies kein geeigneter Zeitpunkt gewesen wäre.

Nach dem Essen gingen wir ins Eiscafé. Die Kinder bestellten sich Eis im Hörnchen und liefen ein Stück weg, um an einem künstlich angelegten Bach zu spielen. So saßen wir beide – zum ersten Mal seit langer Zeit – alleine da. Da sagte er mir, daß er beinahe gar nicht gekommen wäre und letztlich nur der Kinder wegen gefahren sei. Ich wußte nicht genau, ob er wollte kränken oder auch nur provozieren wollte, und so bemühte ich mich, so neutral wie möglich zu antworten. »Ich hätte Verständnis gehabt, wenn du angerufen hättest, daß du nicht kommen willst.«

Leider war diese Bemerkung doch nicht so unverfänglich, wie ich gedacht hatte, denn er zischte mich wütend an. »Ich hab's doch gewußt! Du wolltest mich überhaupt nicht sehen. Aber vielleicht hast du ja schon Ersatz für mich gefunden. Den netten Kerl vielleicht, den du im Brief erwähnt hast? Ich will jetzt endlich wissen, woran ich mit dir bin. Ich will eine Entscheidung von dir!«

Ich versuchte, meine Wut hinunterzuschlucken. Mir war völlig klar, daß es eine Katastrophe geben würde, wenn ich jetzt etwas falsches sagen würde. Also schwieg ich dazu und versuchte, die Zeit bis zum Abschied mit Belanglosigkeitenauszufüllen. Schließlich flunkerte ich ihm sogar vor, daß hier sehr früh zu Abend gegessen würde. Ich bot ihm natürlich an, daß er und die Kinder daran teilnehmen könnten, doch nach seinem Verhalten beim Mittagessen zu urteilen, würde er dieses Angebot ablehnen – und ich hatte richtig getippt. Als wir mit den Kindern zum Wagen gingen, war er immer noch sehr aufgebracht. Ich versuchte, ihn zu beruhigen, denn ich wollte nicht, daß er drei Stunden lang mit dieser Wut im Bauch über die Autobahn raste. Und auch die Kinder spürten genau, daß dieser Besuch völlig danebengegangen war. Sie verabschiedeten sich von mir, ohne eine einzige Träne zu vergießen. Das machte den Abschied für mich auch nicht leichter. Immer noch aufgebracht fuhr Gerd endlich los. Ich war heilfroh, daß er weg war.

So enttäuschend der Tag auch gewesen war, er hatte mir deutlich vor Augen geführt, daß Gerd immer noch nicht akzeptiert hatte, daß ich *krank* war. Wieder einmal hatte er meinen Aufenthalt in der Klinik als einen angenehmen Urlaub von Heim, Mann und Kinder abgetan. Mein Brief hatte also gar nichts bei ihm bewirkt, meine Worte waren nicht bis zu ihm vorgedrungen. Wütend und enttäuscht, ohne Aussicht auf eine hoffnungsvollere Zukunft wollte ich am liebsten sofort die Koffer packen, nach Hause fahren, mein Kinder nehmen und irgendwo ein neues Leben beginnen. Doch mein gesunder Menschenverstand sagte mir, daß ich das nicht durchhalten würde, und daß es für mich lebenswichtig war, die begonnene Behandlung erfolgreich zu beenden.

Wieder einmal suchte ich Zuflucht auf dem Balkon und rauchte eine Zigarette nach der anderen. Mike kam aus seinem Zimmer und erfaßte mit einem Blick meinen Zustand. Er ergriff mich am Arm und schleppte mich in die nächste Kneipe. Ruhelos vor Sorge um meine Familie stürzte ich ein Glas Cola nach dem andern hinunter. Erst wenn ich sicher sein könnte, daß ihnen nichts passiert war, daß Gerd und die Kinder gesund zu Hause angekommen waren, würde diese Ruhelosigkeit nachlassen.

Um mich abzulenken machte ich schließlich einen ausgiebigen Spaziergang um den See – und war natürlich noch nicht wieder zurück, als Gerd anrief. Als er das nächste Mal anrief, stürzte ich schnell zum Telefon. »Zweimal habe ich schon angerufen. Aber *du* läßt dich ja verleugnen. Mit wem warst du denn weg?« hagelte es gleich Vorwürfe. Daß ich allein unterwegs gewesen war, wollte er natürlich nicht glauben. Mir kam der Verdacht, daß er nicht mehr ganz nüchtern war. Plötzlich war Michael am Telefon: »Mama, sieh zu, daß du gesund wirst. Das mit Papa, das mach ich hier schon. Ich hab dich sehr lieb. Es bringt jetzt sowieso nichts zu reden. Tschüs, Küßchen!«

Dann war die Leitung unterbrochen. Mein Sohn besaß offensichtlich mehr Einfühlungsvermögen für die Situation als mein eigener Ehemann! Es tat weh, daß dieser kleine und doch schon so vernünftige Junge so stark sein mußte. Ich saß in der Telefonecke, den Hörer in der Hand und starrte reglos darauf. Ich wollte am liebsten vor Verzweiflung schreien. Die Tränen begannen wieder einmal in Strömen zu fließen.

Mike hatte wohl schon einige Zeit neben mir gestanden. Er nahm mir den Hörer aus der Hand und legte ihn auf. Dann zog er mich vom Stuhl hoch und brachte mich in sein Zimmer. Ich heulte immer noch. Er steckte mir eine brennende Zigarette zwischen die Lippen. Auf einmal begann ich, zu schimpfen, zu fluchen und meiner Wut freien Lauf zu lassen. Er saß nur da, sagte nichts und schaute mich mit ernstem Gesichtsausdruck an. Dann nahm er mich fest in seinen Arm und flüsterte: »Mädchen, das wird schon wieder!« Er schob mir eine Schachtel belgischer Zigaretten in meine Tasche und schickte mich aus dem Zimmer, da es inzwischen spät geworden war.

Aber ich hatte keine Lust, in mein Zimmer zu gehen, also nahm ich mir eine Wolldecke und setzte mich in den verlassenen Aufenthaltsraum. Dort heulte ich mir die halbe Nacht die Augen aus. Schließlich schlief ich völlig leergeweint und erschöpft zusammengekauert auf meinem Stuhl ein.

Dies war ein schrecklicher Sonntag. Doch der nächste sollte noch viel schlimmer werden. An diesem Tag erlebte ich den Tiefpunkt in meiner Ehe.

Durch Krampfadern verursachten Wadenprobleme verhinderten weitere Fortschritte beim Laufen. Aber das war mir sowieso egal, denn irgendwie machte mir alles keine Freude mehr. Gedanken an Gerd und seine Vorwürfe schob ich die meiste Zeit erfolgreich beiseite. Ich machte mir aber große Sorgen um die Gefühle meiner Kinder und beschloß, meine Freundin Gigi anzurufen.

»Gräm dich doch nicht so, Geli. Micha hat schon kleine Andeutungen gemacht, wie mies euer Tag verlaufen ist. Ich hab ihn zur Wasserskianlage geschickt, damit er ein bißchen Ablenkung hat. Steffi geht mit Tina und einer Freundin später schwimmen. Sie verkraftet alles besser, als man glauben sollte. Hey, ich sorge schon dafür, daß es den beiden gut geht. Du weißt doch, sie sind für mich fast wie eigene Kinder. Also, mach dir ihretwegen keine Sorgen. Ich gebe mein Bestes und sogar ein bißchen mehr! Okay?« Beruhigt ging ich zur Klinik zurück.

Gestern waren neue Patienten angekommen, die von den alten natürlich immer eingehend gemustert wurden. Mike berichtete mir davon und erzählte ganz beiläufig, daß er nun auch seine Traumfrau gefunden habe. Ich wußte, daß er glücklich verheiratet war, und schüttelte natürlich verständnislos den Kopf. Gleichzeitig spürte ich einen kleinen Stich im Herz.

Ich dachte an seine Frau, die ich vermutlich nie kennenlernen würde. Im Grunde tat sie mir sehr leid. Was hatte sie nicht schon alles ausgehalten als Gefährtin dieses Mannes. Erst sein Beruf, der nicht ungefährlich zu sein schien, obwohl er immer noch nicht preisgegeben hatte, was er eigentlich tat, dann der Unfall, die langen Monate der Ungewißheit – und jetzt hatte er nichts besseres zu tun, als nach anderen Röcken Ausschau zu halten. Daß ich auch zu diesen Röcken gehörte, verdrängte ich lieber ganz. Nein, mit dieser Frau wollte ich nicht tauschen.

Ich grübelte lange darüber nach, wie die Neue, die offensichtlich sein Interesse geweckt hatte, wohl aussehen mochte. »Verdammt noch mal, Angelika, hör doch auf, darüber nachzudenken. Laß ihn doch machen, was er will. Geht dich doch auch gar nichts an!« rief ich mich immer wieder zur Ordnung.

Wirklich? Hatte ich nichts damit zu tun? Doch ich kam nicht dahinter, was mich daran störte. Da ich mich über mich selbst ärgerte, schwänzte ich die Hypnosebehandlung und lief prompt meiner Ärztin über den Weg. Es war mir peinlich, daß sie mich erwischt hatte. Sie wies mich mit ein paar Worten auf meine Pflichten hin, die ich während meines Aufenthalts hier hätte, aber als sie erkannte, daß ich zu unruhig für die Therapiestunde war, ließ sie mich gehen.

Mike hatte mir einmal verraten, daß er hin und wieder aus der Klinik verschwand, um tagsüber in die Stadt zu gehen. In der Hoffnung, ihn bei einem seiner Streifzüge zu erwischen, ging ich in den Ort. Leider traf ich ihn nicht, was mich erneut ärgerte. Aus irgendeinem Grunde war ich verstört, aber ich wußte nicht warum. Mir schwirrten dumme Gedanken durch den Kopf, und ich hatte das dringende Bedürfnis, mit ihm zu sprechen um herauszufinden, was eigentlich mit mir los war.

Ziemlich überdreht ging ich schließlich zur *Musik-aktiv*-Therapie. In einer Ecke stand die junge Frau, von der Mike mir vorgeschwärmt hatte. Sie war lustig, hatte ein hübsches Gesicht und eine gute Figur. Sie wirkte sehr nett und war mir auch sofort sympathisch. Ich konnte gut verstehen, daß es ihm genauso ging.

Beim Abendessen saß mir eine neue Patientin gegenüber. Sie hieß Helga und hatte einen bitterbösen Blick. »Sprecht mich bloß nicht an«, signalisierte ihre ganze Haltung. »Habe ich auch so ausgesehen, als ich hierherkam?« fragte ich mich selbst. Wahrscheinlich! Nein, ganz sicher! Mein Gott, plötzlich schämte ich mich für mein damaliges Verhalten. Daher lehnte ich Helga nicht gleich ab oder fällte ein Urteil über sie, ich hatte nur Mitleid. Für mich war es erschreckend zu sehen, wie abweisend und böse ein depressiver Mensch wirken kann, obwohl er in Wirklichkeit gar nicht so ablehnend ist. Eigentlich suchen gerade depressive Menschen jemanden, der sie wirklich versteht. So war es mir zumindest ergangen. »Hoffentlich bist du schneller wach als ich, Helga«, dachte ich spontan. Plötzlich hob sie ihren Kopf und sah mir direkt in die Augen. Fast schien es mir, als hätte sie meine Gedanken gespürt. Ich wünschte mir nur zu sehr, sie wie auch immer unterstützen zu können.

Nach dem Abendessen ging ich auf der Suche nach Mike nach draußen. Ich vermißte seine Gesellschaft sehr. »Na ja, zu Hause hast du auch keinen Mike zur Unterhaltung. Also, sieh zu, daß du allein etwas unternimmst! Deine Probleme mußt du letztendlich auch allein lösen«, versuchte ich, mich zu motivieren. Immer wenn ich dieses Wort – *allein* – aussprach oder daran dachte, machte sich in der Herzgegend ein merkwürdiges Gefühl breit. Es wurde von mal zu mal schlimmer, doch ich kam noch immer nicht dahinter, was das zu bedeuten hatte. Oder vielleicht wollte ich mir einfach nicht eingestehen, was ich tief in mir drinnen wohl schon spürte?

Ich beschloß also, in der Kneipe gegenüber etwas zu trinken. Irgendwie hoffte ich natürlich, Mike vielleicht dort zu treffen. Da die Ortschaft nicht sehr groß war, lief man sich zwangsläufig immer wieder über den Weg. Tatsächlich saß er dort an einem der Tische – allerdings war er in Begleitung dieser jungen Frau. Mike bat mich herüberzukommen, und ich setzte mich zu ihnen. Ulrike, so hieß sie, war ausgesprochen unterhaltsam und aus ihren Worten sprach eine enorme Lebenserfahrung. Aber als ich merkte, daß Mike vollauf mit diesem anspruchsvollen Wesen beschäftigt war, fühlte ich mich überflüssig und verabschiedete mich schnell.

Ein wenig traurig holte ich meinen Walkman und setzte mich auf die Mauer der kleinen Brücke, über die wir morgens immer joggten. Ich hatte einen Kloß im Hals und Tränen in den Augen, doch ich schimpfte mit mir: »Fang jetzt bloß nicht an zu heulen. Frag dich lieber mal, was eigentlich mit dir los ist. Ist dieses Gefühl in deiner Brust vielleicht Eifersucht?«

Immer wieder stellte ich mir diese Frage und versuchte, sie ehrlich zu beantworten. »Bin ich etwas verliebt in Mike? In einen verheirateten Mann?« Ich mochte Mike, daß wußte ich. Aber mir war plötzlich klar, daß ich wieder einmal den Fehler gemacht hatte, einen Freund haben zu wollen, der ganz und gar und nur für mich allein dasein sollte! »Wenn ich mich aber nun so einsam fühle, wenn er nicht da ist, ist das dann gleich Liebe? Kann man auch einen Menschen vermissen, den man nicht liebt? Und dieses flaue Gefühl in der Magengrube, als ich Ulrike an seiner Seite entdeckte, was war das?

Wenn das Eifersucht ist, dann möchte ich in Zukunft davon verschont bleiben. Das ist ja grauenhaft!«

Ich mußte mir wirklich eingestehen, daß es eine Form von Eifersucht vermischt mit einer gehörigen Portion Neid war, die mich da befallen hatte. Vor allem mißgönnte ich Ulrike ihre Gewandheit, ihre Lebenserfahrung und ihr gutes Aussehen. Allmählich wurde mir klar, daß ich Mike tatsächlich liebte, auf eine ganz eigene und besondere Weise. Nicht den *Mann,* sondern die *Person*, den *Menschen*. Ich hatte keinerlei sexuelle Bedürfnisse, was ihn betraf. Aber warum um alles auf der Welt sollte solch eine Liebe schädlich oder gar verboten sein? Liebe ist nicht das selbe wie Sex. Sie hat viele verschiedene Gesichter, und mein aufkommendes schlechtes Gewissen wegen der Gefühle, die ich Mike entgegenbrachte, war nach diesen Überlegungen ganz schnell wieder verschwunden.

Aber wieder einmal hatte ich etwas Wichtiges über mich gelernt: Jeden Menschen, den ich mochte, hatte mein Mann gerade in der letzten Zeit abgelehnt. Genauso hatten sich auch seine Eltern verhalten. Das war einfach Eifersucht. Bislang hatte ich dieses Gefühl nicht gekannt und bekam hier zum ersten Mal eine Kostprobe davon zu spüren. Es tat weh, und ich beschloß, daß in meinem Leben kein Platz für dieses zerstörerische Gefühl ist.

Um diese merkwürdige Empfindung wieder loszuwerden, entschloß ich mich, Ulrike näher kennenzulernen und zu akzeptieren, daß sie und Mike eine Beziehung eingegangen waren – gleich welcher Art sie auch sein würde. Wahrscheinlich mußte ich mich nur ein wenig aus meiner engen Bindung zu Mike lösen, dann würde ich bestimmt schnell merken, daß ich endlich allein mit mir klarkommen kann.

Auch bekam ich allmählich eine Ahnung von dem, was

Gerd empfunden haben mußte, als er so eifersüchtig auf Alex gewesen war. Er war nie wirklich böse gewesen, nur konnte er sich nicht aus seinem zwanghaften Denken befreien. In jenem Moment tat er mir einfach nur noch leid.

Nach diesen Überlegungen fühlte ich mich zum ersten Mal eins mit mir selbst. Es ging mir dann ausgesprochen gut. Ich hätte die beiden, Ulrike und Mike, umarmen können. Ulrike ahnte nicht, wie sehr sie mir allein dadurch geholfen hatte, daß sie mir begegnet war.

Plötzlich fühlte ich eine Wärme in mir aufsteigen. Sie durchströmte mich. Allmählich kannte ich dieses Gefühl schon. Ich mußte an meinen Vater denken und fühlte irgendwie, daß er bei mir war und mir sagen wolle, daß er mich verstehe. Ich schloß meine Augen und sah sein Gesicht vor mir. Ja, er hätte mich bestimmt verstanden. Ein tiefes inneres Gefühl der Zufriedenheit und Gelassenheit ergriff mich.

Ich ging zurück zur Klinik. Mike und Ulrike traf ich an diesem Abend nicht mehr, aber das störte mich nicht mehr. Liebevoll dachte ich an Papa und wie traurig ich an dem Tag gewesen war, an dem mir bewußt geworden war, daß ich ihn für immer verloren hatte. Die Leute, die meinen Vater gekannt hatten, sagten oft zu mir: »Du bist deinem Vater wie aus dem Gesicht geschnitten!« Ob ich ihm wohl auch im Wesen ähnlich bin?

So ruhig und ausgeglichen wie an diesem Abend hatte ich mich auch noch nie gefühlt. Ich ging ins Bett und träumte von meinem Vater. Meine Träume in der kommenden Nacht, waren sehr angenehm und trugen dazu bei, daß ich meine Zufriedenheit genießen und richtig erleben durfte.

Vor dem morgendlichen Joggen begegnete mir Mike. Er wirkte abweisend, obwohl er sich sichtlich um Beherrschung bemühte. »Was war gestern abend mit dir los gewesen?« fragte er.

»Nichts weiter. Ich hatte eben keine Lust, bei euch hokken zu bleiben. Außerdem warst du ja mit deiner Traumfrau ziemlich beschäftigt, oder?« antwortete ich ihm scheinbar patzig. Damit er mein mühsam unterdrücktes Grinsen nicht doch sehen konnte, verzog ich mich schnell, um zu meiner ersten Therapiestunde zu kommen. Meine Laune hatte sich durch diese kurze Begegnung erheblich verbessert, denn nun war ich mir sicher, daß er wohl auch mehr für mich empfand, als es normalerweise bei einer lockeren Bekanntschaft aus einer Kur der Fall ist. Für ihn war ich nicht einfach nur eine kurzzeitige Ablenkung, sondern uns verband Freundschaft. Dieses zu spüren freute mich ungemein. Trotzdem beschloß ich, ihn ein bischen die kalte Schulter zu zeigen. Er sollte ruhig begreifen, daß ich nicht abhängig von ihm war.

Ja, ich liebte Mike. Anders als meinen Mann, anders als meine Kinder, anders als meine Nachbarin, anders als all die anderen Freunde. Jeden Menschen liebe ich auf eine andere Art und Weise. Es gibt keine Liebe, die mit einer anderen absolut identisch ist. Liebe ist etwas sehr individuelles.

An meiner Beziehung zu Mike gab es nichts Schlechtes, denn ich betrog niemanden und nahm auch keinem etwas weg. Da man mir sehr strenge Moralvorstellungen anerzogen hatte, denen ich auch nicht zuwiderhandeln wollte, war ich froh, als ich erkannte, daß meine ganz besondere Liebe zu Mike nicht verwerflich war. Niemand konnte sie mir verbieten. Niemand konnte oder durfte mich dafür verurteilen. Und wenn es doch jemand tat, konnte es mir völlig egal sein. Was ging es mich an, wenn andere etwas Negatives in eine Beziehung hineininterpretierten, wo es nichts Verurteilenswertes gab. Ich wußte, ich bräuchte in Zukunft nicht mehr zu leiden, wenn ich jemanden besonders gern hatte, denn ich wußte jetzt, daß ich ein *Recht* darauf hatte, auch anderen Menschen meine Zuwendung zu schenken. Endlich hatte ich meinen Weg gefunden.

In der Sensitivtherapie konnte ich mich wieder vollkommen entspannen, und das gab mir ein großes Glücksgefühl. Als ich danach auf den Balkon hinausging, unterhielt sich Mike gerade mit Monika. Er versuchte, mich in das Gespräch mit einzubeziehen, doch ich blockte ab. Ich zog es vor, allein zu bleiben, und merkte, daß es mir guttat, für mich zu sein. Auch erfüllte mich ein gewisser Stolz auf meine gerade entdeckte Unabhängigkeit, und diese Gefühl wollte ich noch etwas genießen.

In der Meditationsstunde erzählte die Ärztin uns folgende Geschichte mit der Bitte, sie auf uns wirken zu lassen: »Sie befinden sich auf einer Straße. Rechts und links wird sie gesäumt von Alleebäumen. Es ist sonnig und warm, der Wind des Vortages hat alle Blätter von den Bäumen gefegt. Sie gehen durch das Laub. Auf der rechten Straßenseite sehen Sie ein Kornfeld. Es ist abgeerntet, und Kinder spielen dort mit ihren Drachen. Sie laufen weiter und sehen vor sich ein Dorf. Es kommt Ihnen bekannt vor. Dann erkennen Sie eine Person, die auf Sie zukommt. Sie meinen jedenfalls, diese Person zu kennen, und laufen etwas schneller ...«

Ich erkannte die Ortschaft, die ich vor meinen Augen entstand, aber wußte nicht wie sie hieß. Eine Person kam auf mich zu, und zuerst glaubte ich, meinen Vater zu erkennen, doch dann war ich mir sicher, daß es ein Freund meines Vaters war. Doch auch er war schon vor langer Zeit gestorben. Er war Schweizer gewesen, und wir hatten als Kinder oft die Ferien bei ihm verbracht. Ich hatte ihn beinahe fast so sehr wie meinen eigenen Vater geliebt, da er mich immer besonders herzlich behandelt hatte. Sein Tod war mir sehr nahe gegangen.

Der Mann, den ich noch immer nicht identifizieren konnte, näherte sich mir. Er sah mir anscheinend an, daß ich ihn offensichtlich verwechselt hatte und daß ich ihn nicht kannte. Er sprach mich an und lud mich zum Kaffee ein. Zusammen gingen wir in ein Restaurant. Wir tranken Tee und unterhielten uns eine Weile. Dann spürte ich, daß die Zeit irgendwie drängte, und ich gehen mußte. Wehmütig verabschiedete ich mich und wanderte den Weg, den ich gekommen war, wieder zurück. Bei den spielenden Kindern hielt ich an, ging über das Feld und legte mich am Rande eines Baches auf die Erde. Meine Beine ließ ich ins Wasser baumeln. Ich sah den Kindern zu und dachte an meine eigenen. Sie waren gut versorgt, und ich brauchte mir keine Sorgen zu machen. Ich legte mich zurück, schloß die Augen und war bald eingeschlafen.

»Bitte kommen Sie zurück«, hörte ich aus der Ferne eine Stimme. Wie aus einem Traum erwachte ich und merkte, daß es mir wieder ein Stück besser ging. Ich dachte an die Zeit, als ich gerade hier angekommen war – oh, Mann, es lagen Welten zwischen damals und jetzt. Und mein Aufenthalt war ja noch nicht vorbei, mir blieb ja noch einige Zeit, die ich in der Klinik verbringen durfte.

Ich wußte immer noch nicht, wer die Person gewesen war, die ich da in meinem Tagtraum getroffen hatte. Aber dann war es mir schlagartig klar: Es kann nur Mike gewesen sein. Plötzlich sah ich ihn ganz deutlich vor mir. »Mann oh Mann, der Typ verfolgt mich doch glatt bis in meine Träume«, sagte ich zu mir.

Am Abend lud mich Ulrike zu einem Bier ein, und ich freute mich darauf, sie näher kennenzulernen. Natürlich wollte sie auch wissen, wer ich war. Völlig offen erzählte ich ihr von meinen ganzen Problemen: der negativen Einstellung zur Männerwelt, von meinen Schwierigkeiten mit meinem Mann und dem Schrecken, der mir in die Glieder gefahren war, als ich irrtümlich glaubte, mich verliebt zu haben.

Mike, der mitgekommen war, schaute verwirrt drein. Obwohl ich mich eigentlich mit Ulrike unterhielt, versuchte ich doch in erster Linie *ihm* zu sagen, wie es in meiner Gefühlswelt aussah. Daß ich eben nicht in ihn verliebt sei, sondern daß wir nur gute Freunde wären. Ich erzählte auch von meinen Träumen. Nur das Wort *Liebe* benutzte ich nicht, denn ich wußte, daß ich den beiden die feinen Unterschiede der Arten der Liebe nicht hätte erklären können. Mir hätte wohl auch niemand zwischen zwei Therapien und einem Glas Bier beschreiben können, wie er die Welt sah. Es hat halt jeder seine eigene Realität. Es reichte mir, daß ich meine gefunden hatte. Das war wichtig – nur das. Und in diesem Moment war alles, was ich wollte, Mike die Hand zu einer tiefen Freundschaft zu reichen.

Als Mike und ich einige Zeit später noch einmal über diese Unterhaltung sprachen, gestand er mir, daß er längere Zeit den Verdacht gehegt hatte, ich sei wirklich in ihn verknallt. Als er dann hörte, daß dem nicht so war, nachdem er verstanden hatte, was ich ihm sagen wollte wäre er richtiggehend erleichtert gewesen.

Komplikationen gab es in meinem Leben genug. Da hätte ich eine Liebesgeschichte nicht gebrauchen können, die alles mühsam Aufgebaute wieder zerstören würde. Es wäre auch zu schade um die Freundschaft, die zwischen uns beiden – Mike und mir – gewachsen war, gewesen. Sie war mir viel zu wichtig geworden.

Meine Entscheidung, der Eifersucht in meinem Leben keinen Platz zu lassen, ermöglichte es mir, noch einen Menschen kennenzulernen, der mir noch sehr viel bedeuten sollte: Ulrike.

Veränderungen

Als ich am nächsten Morgen auf meinen Therapieplan schaute, fand ich keinen Programmpunkt »Joggen« mehr. Ich freute mich darüber, denn richtig gerne war ich nie gelaufen. Gut gelaunt begab ich mich zum Therapiegespräch.

Diesmal kam die Ärztin auf den Besuch meines Mannes zu sprechen. Sie versuchte, mir zu erklären, daß mein Mann mich sicher sehr liebe, daß er aber nicht in der Lage sei, seine Gefühle zum Ausdruck zu bringen. Ich wiedersprach ihr vehement, denn ich glaubte eher, daß er einmal mehr so etwas wie seinen Besitzanspruch auf mich geltend machen wollte. Fast nebenbei sagte die Ärztin plötzlich: »Frau Walk, Sie sind, kurz nachdem Ihr Mann hier war, mit einem anderen Hand in Hand gesehen worden!« Das reichte, um mich total aus der Fassung zu bringen. Wutentbrannt schrie ich herum: »So ein Schwachsinn! Das war Mike, und er hatte mich kurzerhand am Ärmel gepackt und mich ins Bistro gezogen, nachdem Gerd gegangen war. Wissen Sie eigentlich, was der mir wieder für eine Szene gemacht hat?«

Ziemlich außer mir und immer lauter werdend, schimpfte ich über die Leute, die nichts Besseres zu tun hatten, als andere zu beobachten und dummes Zeug herumzuerzählen. Außerdem fühlte ich mich von meiner Ärztin, als ob – ja, richtiggehend verurteilt! Ich konnte noch nicht einmal genau sagen, worüber ich mich so aufregte. Vermutlich über mein vermeintlich unanständiges Benehmen. Nachdem alles gesagt worden war, hörte ich auf zu schimpfen und schaute nur noch schuldbewußt und beschämt zum Fenster heraus. Die Ärztin wußte recht genau, was gerade in mir vorging. Sie sprach mich noch einmal ruhig an: »Frau Walk, bitte regen Sie sich nicht so auf. Ich habe Sie weder be- noch verurteilt. Ich habe Ihnen lediglich erzählt, was ich gehört habe, und war auf Ihre Reaktion gespannt. Versuchen Sie doch nicht, andere für Ihren Ärger verantwortlich zu machen. Bitte denken Sie einmal in Ruhe darüber nach, warum Sie deshalb so zornig werden.«

Langsam verstand ich. Ich hatte doch ein reines Gewissen! Wieso regte ich mich also über die Bemerkung eines Klatschmauls so auf? Niemand hatte mir einen Vorwurf gemacht – nur ich selbst. Ich konnte nichts Schlechtes darin sehen, einen Freund gefunden zu haben, nur weil er vom anderen Geschlecht war. Selbst wenn Mike in dieser angesprochenen Situation meine Hand gehalten hatte, was um Himmelswillen war daran verwerflich?

Ich versuchte, mich genau zu erinnern, ob er nun meinen Arm oder meine Hand gehalten hatte. Leider wußte ich es nicht mehr genau. Vielleicht hatte der Beobachter alles richtig widergegeben, aber es war trotzdem nichts Schlimmes an der ganzen Situation. Dazu mußte ich stehen – jetzt und in Zukunft.

Ich überlegte mir, wie oft ich mich im Leben wohl schon so sinnlos aufgeregt hatte. Vor allen Dingen in den letzten Monaten. Reinste Energieverschwendung, das war das einzige Resümee, was ich ziehen konnte. Ich schwor mir, ab sofort alles erst einmal ruhig auf mich zukommen zu lassen, bevor ich mich wieder so aufregen würde. Erst einmal die Nerven behalten.

Als ich Mike von dem Gespräch mit der Ärztin erzählte,

wirkte er geschockt. Ich sah ihn an und fragte grinsend: »Na, Mike, hast du vielleicht doch kein reines Gewissen?« Doch meine ironische Bemerkung tat mir sofort leid, weil ich merkte, daß er wirklich Problem mit dieser Situation hatte.

Die Folge war, daß er es dann eine ganze Zeitlang nicht mehr mochte, wenn ich mich bei ihm einhängte. Das ließ später wieder nach, doch erst einmal hatte ich ihn ziemlich verwirrt. Offensichtlich hatte er Angst um seinen unbescholtenen Ruf. Er tat mir leid. Noch vor wenigen Tagen hätte ich wohl genauso reagiert.

In der Rhythmikgruppe tauchten wieder fremde Gesichter auf, und es gab gleich einen Streit zwischen dem Therapeuten und einer neuen Patientin. Bei ihr waren die Anfangsschwierigkeiten, die auch ich gehabt hatte, offensichtlich. Um ihr zu helfen, diese erste Zeit besser zu überstehen, versuchte ich, dieser Frau von meinen Erfahrungen zu berichten. Ich erzählte von den Ängsten, die ich bekämpfen mußte, und von vielem mehr. An ihrer Reaktion – auch wenn sie kaum merklich war – konnte ich erkennen, daß meine Worte zu ihr durchgedrungen waren, denn sie ging gleich anders mit dem Therapeuten um und wirkte nicht mehr ganz so verstockt wie noch zu Beginn der Stunde. Der Therapeut lächelte mich an. Mir war schon selbst aufgefallen, wie sehr ich mich im Umgang mit anderen Menschen verändert hatte. Noch vor ein paar Wochen wäre ich nicht in der Lage gewesen, mich in dieses Gespräch einzumischen. Es hätte mich zudem herzlich wenig interessiert, was da um mich herum geschah. Was gingen mich schließlich die anderen an? War mir doch egal, ob die sich helfen lassen wollten oder nicht.

Von meinen Fortschritten geradezu beflügelt ging ich in die nächste Therapiestunde. In *Musik aktiv* mußten wir ein

Berührungsspiel durchführen. Hierbei mitzumachen, fiel mir immer noch nicht ganz leicht, doch Ulrike half mir dabei, meine Hemmungen zu überwinden. Sie kam einfach zu mir und kraulte mir den Nacken. Wir mußten die Augen dabei geschlossen halten. Ihre Bemühungen beruhigten mich sehr, und ich schlief dabei fast ein. Dann mußten wir die Rollen tauschen. Ich massierte Ulrike die Schläfen da ich wußte, daß sie häufig unter Kopfschmerzen zu leiden hatte, und davon überzeugt war, daß ihr das guttun würde.

Wir beschlossen, auch den Abend miteinander zu verbringen, um uns dann ein bißchen besser kennenzulernen. Mike schloß sich einem anderen Patienten an. Ich glaubte, einen Anflug von Enttäuschung in seinem Gesicht zu sehen, so als ob er sich ausgeschlossen fühle. Nach dem morgendlichen Gepräch drängte etwas in mir, mich mehr und mehr von Mike fernzuhalten. Vielleicht hatte er intuitiv bemerkt, daß ich beschlossen hatte, ein wenig Abstand zwischen uns zu bringen.

Abschied

Auf meinem Therapieplan stand »Gehen«, und ich hoffte, in Mikes Gruppe zu kommen. Zwar wurde mir mein Wunsch erfüllt, aber leider kam ich mit seinen großen Schritten nicht mit. Deswegen versuchte er, sein Tempo zu drosseln, aber ich bat ihn, keine Rücksicht auf mich zu nehmen. Also zog er mit weiten Schritten davon. Da ich jetzt niemanden in der Gruppe gut kannte, ergab sich die Möglichkeit, wieder neue Gesichter zu entdecken und sie zu studieren. Das war etwas, was mir inzwischen viel Freude machte und was ich sehr spannend fand. Endlich konnte ich mich auch wieder ungezwungen mit neuen Menschen unterhalten, meine Ängste waren verschwunden. Inzwischen fragte ich mich sogar manchmal, wieso ich solch eine große Angst vor Begegnungen mit fremden Menschen hatte entwickeln können.

Nach der Sensitivtherapie mußte ich wieder einmal von Patienten, die ich liebgewonnen hatte, Abschied nehmen. Von Mal zu Mal wurde das schwieriger für mich. Die Tränen fanden jeden Samstag ihren Weg, aber ob ich sie erfolgreich schlucken oder unterdrücken konnte, war nicht mehr wichtig. Mike amüsierte sich darüber, aber gleichzeitig war er mir in solchen Momenten eine große Stütze. Um mich abzulenken, gingen wir wie so oft einen Capuccino trinken. Ich fand es schade, daß Ulli nicht dabei war. Da sie uns alle immer zum Lachen brachte, vermißte ich sie sehr.

Nachdem wir über die unterschiedlichsten Themen gesprochen hatten, landete unserer Unterhaltung wieder einmal bei Gerd. Mike versuchte, mich aufzubauen und mir die Kehrseite der Medaille vor Augen zu führen: »Nach dem, was du mir nach seinem letzten Besuch erzählt hast, bricht für ihn eine Welt zusammen, wenn du ihn verläßt. Er hat in dir allen Halt, den er braucht, denn sonst hat er niemanden. Versuch doch einmal, ihn zu verstehen. Es sind Verzweiflung und Angst, die ihn so grundverkehrt handeln lassen. Du läßt dir hier helfen. Aber welche Hilfe hat er? Du mußt natürlich tun, was du für richtig hältst, doch mache nichts nur aus Wut über ihn. Wäge genau ab, bevor du dich zu einer Entscheidung hinreißen läßt, die du vielleicht später bereuen könntest!«

»Dein Wort in Gottes Ohr«, versuchte ich, vom Thema abzulenken.

Mike brachte mich an diesem Tag noch oft zum Lachen, er versuchte, mir meine Angst zu nehmen und gab mir Zuversicht – und stärkte vor allen Dingen mein Selbstvertrauen.

Die Entscheidung

Der nächste Tag war wieder ein Samstag. Schon beim Aufstehen hatte ich Herzrasen, denn Gerd und die Kinder sollten wieder zu Besuch kommen. Mike beruhigte mich nur kurz und ging mir aus dem Weg, um nicht in eine unangenehme Situation zu geraten. Bei unserem Gespäch am Vorabend hatte ich vorgeschlagen, daß ich die beiden – Mike und Gerd – miteinander bekannt machen würde, doch Mike hielt das für keine gute Idee. Er meinte, daß es in dem Zustand, in dem sich meine Ehe momentan befinde, wohl das Verkehrteste überhaupt sein könnte. (Wie recht er damit hatte, sollte ich bald feststellen.) Allerdings hoffte Mike auch, daß Gerd sich dann bald wieder beruhigen würde, und wenn dem so sei, wäre es vielleicht schon nützlich, wenn sie sich kennenlernten.

Ich war mir ganz sicher, daß die beiden genug Gesprächsstoff haben würden, denn beide waren große Fußballfans. Doch an diesem Morgen nutzten mir all die schönen Ansichten nichts. Meine Nervosität war schier unerträglich, die Angst davor, daß es wieder schieflaufen würde, schnürte mir die Kehle zu. Der erste Besuch war ja schon schiefgegangen. Wenn ich geahnt hätte, daß an diesem Tag meine Ehe vorerst beendet würde, wäre ich wahrscheinlich gar nicht erst aufgestanden ...

Nach der Katastrophe beim letzten Besuch hatte ich meine Entscheidung über unsere Zukunft und unsere Ehe davon abhängig gemacht, wie er heute reagieren würde. Natürlich hatte ich Gerd nichts davon gesagt, und so ahnte er nicht, was für ihn auf dem Spiel stand.

Als er dann kam, der befürchtete Moment des Wiedersehens, versuchte ich, mich an die Ratschläge von Mike zu halten und um jeden Preis ruhig zu bleiben. Das fiel mir verdammt schwer und ich hatte Angst, es nicht zu schaffen. Zuerst plätscherte die Unterhaltung so vor sich hin und drehte sich über allgemeine Dinge. Aber als wir dann doch begannen, über unsere Beziehung zu sprechen, wußte ich manchmal gar nicht, was ich ihm antworten konnte. Sollte ich überhaupt antworten?

Wie so häufig in der Vergangenheit nahm das Gespräch allmählich eine von mir nicht gewollte Wendung: Gerd warf mir Untreue vor und verlangte von mir eine endgültige Entscheidung – für oder gegen ihn. Ich sah ihm in die Augen und wußte, daß all meine guten Vorsätze dahin waren. Schlimmer war jedoch das Wissen, daß es in mir gar keine positiven Gefühle mehr für ihn gab.

Was dann kam, war schlimmer als alles, was sich je zwischen uns abgespielt hatte. Es war die reinste Katastrophe, wir beleidigten uns gegenseitig und verletzten uns so tief wie nie zuvor. Es endete mit einer grauenvollen Szene, für die ich mich noch heute schäme. Unser Sohn erlebte sie leider mit, aber Stefanie hatte sich mit einer Patientin zum Tischtennisspiel verabredet, so daß ihr dieses entwürdigende Gezanke erspart blieb. Mein Sohn zeigte in dieser Situation sehr viel Mut, Verständnis und auch Durchsetzungsvermögen, und nur ihm haben wir zu verdanken, daß dieses Schauspiel nicht zu einer Tragödie wurde.

Gestützt von meinem Sohn wankte ich zurück ins Haus. Gerd hatte sich ebenfalls an meinen Arm gehängt und wollte mich – hilfreich wie er im Grunde war –, mit zurückbringen. Aber ich konnte seine Berührung nicht ertragen und schüttelte seine Hand ab. Er verstand diese Geste als endgültige Ablehnung, und sofort loderte sein Zorn wieder in ihm hoch. In der Klinik versuchten die Schwestern als erstes, meinen Mann zu beruhigen, denn so wie wir aussahen war es nicht schwer zu erraten, was passiert war. Auch waren wir ja auch nicht gerade leise gewesen, so daß vermutlich die ganze Belegschaft unseren Streit mitbekommen hatte. Als mein Mann schließlich die lange Heimfahrt antrat, warfen mir meine Kinder noch verstörte und traurige Blikke aus dem Auto zu. Ich war total am Boden zerstört. Was war jetzt noch von unserer Ehe übrig geblieben? Das Wenige, worum es sich noch zu kämpfen lohnte, war seine Freundschaft – und das nur der Kinder zuliebe.

Wer war eigentlich Schuld an diesem Desaster? Er? Ich? Wir beide? Natürlich wir beide. Aber beim nächsten Wiedersehen würde Gerd einfach wieder mit seinen Augen sagen, wie leid es ihm tue, er habe es nicht so gemeint. Schon der Gedanke daran, erzeugte in mir Übelkeit. Ich haßte diese halbherzigen Entschuldigungen, die ja eigentlich nur dazu dienten, den Frieden oberflächlich wiederherzustellen. Doch diesmal würde es anders ablaufen, daß wußte ich. Ich entschloß mich, gleich nach Beendigung der Kur die Scheidung einzureichen. Diese Seelenqual mußte endlich aufhören, denn sonst liefen die Kinder Gefahr, seelische Schäden davonzutragen. Aber auch für uns wäre das besser, denn wir würden uns früher oder später gegenseitig selbst zerstörten. Das sollte ein Ende haben. Einen anderen Lösungsweg sah ich leider nicht mehr.

Als ich den Torbogen durchquerte, um etwas spazierenzugehen, stand Mike unerwartet vor mir und wollte wissen, was los gewesen sei. Es hatte sich inzwischen in der Klinik herumgesprochen, welches Theater wir gemacht hatten. Mike stellte genau die Frage, die mich bis ins Mark traf: »Hast du was Falsches gesagt?«

»Mensch, laß mich bloß in Ruhe. Ich kann jetzt nicht reden!« fauchte ich ihn an. Ich wollte nicht reden, sondern allein sein und über meine Zukunft nachdenken, die ziemlich deutlich vor meinen Augen lag. Wie sollte ich nur all die Schwierigkeiten einer Scheidung überwinden? Wieder übermannte mich die Angst.

Als ich damals zu Gerd gezogen war, hatte ich nur ein paar Kleidungsstücke und eine Stereoanlage besessen. Und so wie ich gekommen war, wollte ich auch wieder gehen. Die Firma von Gerd haßte ich mittlerweile sowieso, also wollte ich damit auch nichts mehr zu tun haben. Auf alles hätte ich verzichtet – nur nicht auf das Sorgerecht für die Kinder. Nun mußte ich nachdenken, nachdenken und nochmals nachdenken. Bloß jetzt keine neuen Fehler machen ...

Panik

Nach einer grauenhaften Nacht, in der ich kaum geschlafen hatte, schmeckte mir das Frühstück überhaupt nicht. Wieder quälten mich meine altbekannten psychosomatischen Beschwerden. Mittlerweile wußte ich ja, wie ich die Schmerzen zu bewerten hatte, und machte mir keine Gedanken mehr darüber. Ich akzeptierte sie einfach. Ich dachte daran, die Koffer zu packen und die Kur einfach abzubrechen. Zum Äußersten entschlossen berichtete ich Ulli von meinem Vorhaben. Zuerst versuchte sie nur, mich zu beruhigen, aber da ihr das nicht gelang, weihte sie gegen meinen Willen Mike ein. Er sollte auf keinen Fall davon erfahren, denn ich wollte mir den Abschied nicht unnötig schwermachen.

So stand er nun doch vor mir, hielt mal wieder eine absolut vernünftige Rede, und überredete mich dazu, vor meiner Flucht wenigstens mit der Ärztin zu reden. Also willigte ich, bis nach dem Gespräch zu warten, war aber gleichzeitig wütend auf Mike. Ich glaube, ich *wollte* auch sauer auf ihn sein, damit ich den Schritt, tatsächlich abzureisen, überhaupt tun konnte.

»Der hat gut reden. Bei ihr ist ja alles in Butter, wenn er nach Hause kommt. Alles in bester Ordnung«, dachte ich. Mike hatte schließlich keinen eifersüchtigen, genauer: *krankhaft* eifersüchtigen Ehepartner. Seine Kinder wuchsen wohlbehütet und freuten sich auf ihren Vater. Und bei uns? Meine Kinder mußten ja panische Angst vor meiner Rückkehr

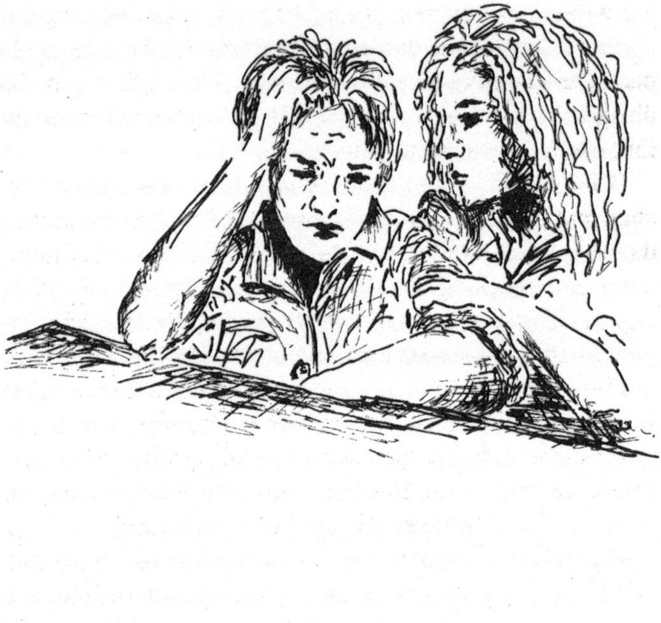

haben, denn sobald ich wieder zu Hause war, würde unweigerlich der Streit von vorne losgeht. Ja, ja Mike hatte gut reden!

Aber es war letztendlich meine Freundin Gigi, die mich davon abbrachte, einfach abzufahren. Ich wollte lediglich wissen, ob Gerd und die Kinder heil zu Hause angelangt sind. »Klar, und sie sind gerade fröhlich singend zum Schwimmbad gefahren«, berichtete Gigi. »Gerd steht gerade unter der Dusche und geht gleich mit Christian und ein paar Freunden ein Glas Bier trinken. Dem geht's gut. Im übrigen ist er jeden Abend beschäftigt. Wir sorgen schon für ihn, mach dir mal keine Sorgen!«

Offensichtlich hatte mein Mann sich in den letzten Wochen recht gut amüsiert, ohne mir nur ein Sterbenswörtchen davon zu erzählen! Feuerrot vor Wut ließ ich eine Schimpfkanonade über Gerd los. Ich hatte ein schlechtes Gewissen wegen jedem persönlichen Gespräch, ging abends höchstens eine Tasse Capuccino trinken, und mein Gatte amüsierte sich königlich! Nicht daß ich es ihm nicht gegönnt hätte, aber hier tat er so, als ob die Welt für ihn unterginge, machte mir eine Eifersuchtsszene nach der anderen, vermittelte den Eindruck, als wäre er am Boden zerstört, nur weil ich weg war – und zu Hause lebte er wie die Made im Speck.

Gigi unterbrach mich in meinen Redefluß: »Jetzt reg dich wieder ab. Und eines merke dir, ich hab die Kinder hier und versuche, ihnen alles während deiner Abwesenheit so leicht wie möglich zu machen. Für Gerd ist es wahrhaftig nicht einfach, das alles durchzustehen, bis du wiederkommst. Und du weißt doch, daß er niemals zeigt, was er wirklich empfindet. Und du bleibst gefälligst dort, wo du bist – so lange, wie die Ärzte es für nötig halten. Du bist noch nicht so weit, und ich paß hier schon auf und halte die Stellung. Jetzt mach dir mal keine unnötigen Sorgen. Und noch eins. Dieser Mike scheint, wie du schreibst, ein guter Mensch zu sein. Genieß die Freundschaft zu ihm und koste sie aus. Solange du mit dir im Reinen bist, ist es doch alles in Ordnung. So und nun mache ich Schluß und du dir einen schönen Abend. Tschau, und ein Küßchen von deinen Kindern soll ich dir geben.« Somit war das Telefonat abrupt beendet.

Hinter Gigis Worten steckte noch ein verborgener Sinn. Sie signalisierten mir: Es ist alles erlaubt, was niemandem schadet und dir die Kraft wiedergibt, eine gute Mutter zu sein. Wahrscheinlich hatte sie wie immer recht. Auch die Ärztin war davon überzeugt, daß es keine gute Idee sei, einfach Hals über Kopf abzureisen. Sie hoffte darauf, daß ein klärendes Dreiergespräch zustande kommen könnte, bei dem sie als Vermittler fungieren könnte. Aber ich hatte inzwischen den Glauben, daß uns so etwas noch helfen könnte, verloren. Mein Entschluß stand fest: Ich wollte nicht mehr.

Als Gerd am Abend anrief, ließ ich mich verleugnen. Ich hatte keine Kraft mehr, wieder ein Streitgespräch zu führen. Gerds immerwährende Vorwürfe waren so schrecklich zerstörerisch.

An diesem Abend fühlte ich mich ziemlich einsam. Nach Gesellschaft war mir nach diesen Ereignissen nicht zumute. Daher ging in mein Zimmer, legte mich ins Bett und versuchte einzuschlafen. Schlechte, böse, ja grauenvolle Träume begleiteten mich.

Die Höhle

Mike paßte sich meinem Gehtempo an und unterhielt sich mit mir über seinen bevorstehenden Saunagang. Er schwärmte davon. Ich hatte ihn schon oft gesehen, wenn er von dort kam, feuerrot und naßgeschwitzt. Seltsamerweise hatte ich mich dann immer etwas vor ihm geekelt. Wieso kann ich nicht erklären.

»Wart's ab! Wenn du selbst erst mal drin warst, willst du nie mehr raus«, versprach er mir. Er beschleunigte seine Schritte und verschwand aus meinem Blickfeld. Ich zuckte nur die Achseln.

Nach einem allgemeinen Informationsgespräch fand die Sensitivtherapie statt. Sie lenkte mich sehr von meinen negativen Gedanken ab, denn ständig mußte ich darüber nachgrübeln, daß ich Kraft tanken wollte, für das, was mir bald bevorstand. Wie sollte ich das alles verkraften? Wie einen neuen Lebensanfang wagen? Einfach gesagt, aber schwer getan. Und das mit 33 Jahren. »Ach was soll's«, dachte ich nur und sprach wir selbst Mut zu.

In der Meditationsstunde erzählte die Ärztin eine neue Geschichte, die uns selbst kennenlernen lassen sollte: »Sie befinden sich an einem Berg. Ein Eingang verlockt Sie, eine Höhle, die sich darin befindet, zu betreten. Sie gehen hinein und erkennen in der Ferne ein Licht. Sie wollen wissen, was es damit auf sich hat und dringen tiefer in die Höhle ein. Während Sie sich dem Licht nähern, spüren Sie eine angenehme Wärme. Sie erkennen, daß es sich bei der Lichtquelle um ein Feuer handelt. Dann sehen Sie einen Raum, in dessen Mitte sich eine Feuerstelle befindet ...«

Ich sah dieses Feuer wirklich vor mir und spürte die Wärme, die von ihm ausging. Ich setzte mich auf eine Erhöhung und starrte in die Flammen. Dann bemerkte ich einen Menschen, der die Höhle betrat. Es war Will. Er setzte sich wie selbstverständlich neben mich. Wir redeten nicht miteinander, doch es herrschte Frieden zwischen uns. Ein anderer Mensch betrat die Höhle. Es war Monika. Auch sie setzte sich zu uns und sprach nicht. Die Harmonie wurde durch nichts gestört. Dann kam der nächste, Mike. Er lächelte und setzte sich rechts neben mich hin. Auch er redete nicht. Es kamen immer mehr Leute herein, und ich erkannte in jedem einen Patienten der Klinik. Jedes Näherkommen lief nach demselben Schema ab. Keiner sprach, und es gab nichts Beängstigendes an der Situation. Die Stille und der damit verbundene Frieden zogen in mein Herz. Ich betrachtete die Leute, und alle lächelten mir zu. Irgend etwas zwang mich, aufzustehen und zu gehen. Ich wollte nicht, doch ich wußte, daß ich aufbrechen mußte. Ich drehte mich nochmals um und schaute die Leute an. Plötzlich erkannte ich, daß ich in diesem Moment Abschied nahm. Ich drehte mich ein letztes Mal um und ging, eine Kälte in mir spürend, aber auch eine ungeheure Kraft, die mich hinauszog ...

»Kommen Sie zurück«, die Worte der Ärztin holten mich in die Realität zurück. Ich wußte sofort, was mir meine Phantasien sagen wollte: Mein Klinikaufenthalt ging langsam zu Ende. Ich wußte, daß ich mich hier nicht länger vor der Realität verkriechen konnte. Das Alleinsein am Feuer symbolisierte meine Ankunft in der Klinik. Nur langsam fanden die Menschen hier trotz meines anfänglichen Widerstandes, einen Weg zu mir. Aber schließlich hat es doch geklappt. Nun war es an der Zeit, sich langsam wieder zu lösen und an die Zukunft draußen in der Welt zu denken. Der Gedanke daran, diese Insel der Ruhe zu verlassen, machte mich nicht traurig, obwohl ich wußte, daß mir der Abschied schwerfallen würde.

Am Abend trank ich in der Kneipe zum ersten Mal ein Bier. Mike kam hinzu und überredete mich, noch mit auf sein Zimmer zu kommen. Er war mit einer seiner Traumfrauen auf dem See Boot gefahren und hatte dabei sein Hemd abgelegt. Jetzt war seine Haut völlig verbrannt. »Männer sind und bleiben blöde Gockel, wenn es darum geht Frauen zu imponieren«, ging es mir durch den Kopf. Ich sah mir die Bescherung – seinen feuerroten Rücken – an und mußte lachen. Dann holte ich aus meinem Zimmer eine Salbe gegen seine Leiden und trug sie ihm auf. Dabei schlief er auf seinem Bett fast ein.

Ich betrachtete ihn. Selbst erwachsene Männer sehen im Schlaf aus wie kleine Kinder, die besonders lieb sind. Und dieses Exemplar, auch wenn er sonst so vernünftig und erwachsen wirkte, war ein besonderes Kind. Ich schlich so leise wie ich konnte aus dem Zimmer, rauchte noch eine, und ging anschließend selbst schlafen.

Das schwarze Loch und der Glückstopf

Bei *Musik passiv* passierte an diesem Morgen fast gar nichts mit mir. Ich fing an zu glauben, daß mir manche Therapien mittlerweile nichts mehr brachten, nicht alle, aber diese gehörte dazu. Inzwischen wußte ich selbst, was mir guttat. In der Hypnosesitzung hatte ich wieder das Gefühl, im Raum zu schweben, und mir selbst dabei zuzusehen. Es war ein merkwürdiges, aber auch angenehmes Gefühl, wie ich immer wieder feststellte. In der Rhythmikgruppe hörte ich meist den anderen zu, denn die Gespräche regten mich zum Nachdenken an. Um 17 Uhr stand wieder *Musik aktiv* auf dem Stundenplan. An dieser Therapieform hatte ich mittlerweile großen Spaß, da waren auch sehr nette Leute dabei. Und an diesem Tag sollte es eine besondere Sitzung werden.

Die Therapeuten boten uns eine Wuttherapie an. Wir sollten uns in die Mitte des Raumes ein großes, schwarzes Loch vorstellen. In dieses Loch sollten wir nun alles hineinwerfen, was wir nicht wollten, und sämtliche Dinge, die uns das Leben schwermachten. Es durfte nicht geredet werden. Dann erklang eine Art Urwaldmusik. Dumpfe, langsame Töne in sich steigerndem Rhythmus, die mit der Zeit schneller und lauter wurden.

Zunächst stampfte ich, wie auch die anderen, nur zögerlich auf den Boden. Doch nach einiger Zeit merkte ich nicht mehr, wo ich mich befand. Ich zog mir selbst an den Haaren und trampelte wie besessen auf einen Menschen ein: auf meinen Schwiegervater, den ich in Gedanken vor mir auf den Boden liegen sah. Immer schneller, immer fanatischer trat ich auf ihn ein. Und er schrie mir all die Beleidigungen entgegen, die er mir im Laufe von zehn Jahren immer wieder an den Kopf geschmissen hatte: »Du Hure, du Nutte, du faule Sau, du Dreckstück!« Ihm fielen immer neue Schimpfwörter ein, um mich zu demütigen. Was um alles in der Welt hatte ich getan, damit er mich so haßte? In diesem Moment haßte ich ihn so sehr, daß ich ihn hätte umbringen können.

Ich war meinem Mann stets treu gewesen, aber vielleicht hatten die Worte seines Vaters in seinem Unterbewußtsein einen leisen Zweifel hinterlassen, so daß er begann, mich schlecht zu behandeln. Vielleicht hatte der Schwiegervater auch in meinem Unterbewußtsein Schuldgefühle ausgelöst? Vielleicht hatte ich deshalb ständig ein schlechtes Gewissen meinem Mann gegenüber? Ja, mein Schwiegervater war schuld daran, daß es mir so schlecht ging! Daß ich mich so schlecht fühlte. Klar war er schuld! Er war auch schuld, daß Gerd so schlecht von mir dachte.

»Angelika, tu dir keinen Zwang an, er hat es verdient, so von dir behandelt zu werden«, schrie es in mir. Und so trampelte ich und trampelte ich. Plötzlich erkannte ich, daß auch Gerd zu meinen Füßen lag. Ihn töten – nein, daß wollte ich nicht. So trat ich wieder gegen meinen Schwiegervater und versenkte ihn in das schwarze Loch. Dabei packte er das Bein seines Sohnes und zog ihn mit sich. Oh, mein Gott! Er ließ seinen Sohn nicht los ...

Wie aus Trance erwachte ich. Um mich herum war kein Patient, dem nicht das blanke Entsetzen über seine Gefühle ins Gesicht geschrieben stand. Alle weinten. Ein kurze Zeitlang hatte ich geglaubt, hier schon viel erlebt und sämtliche Gefühlstiefen ergründet zu haben, doch dies übertraf bei weitem alles, was vorher gewesen war. Hilflos rutschte ich zurück zur Wand und betrachtete das Bild, das sich mir bot. Mir wurde kalt.

Ulrike stand an der Holzsäule und starrte mich an. Sie sah aus, als wolle sie nach Hilfe schreien. Die Tränen liefen ihr aus den Augen. Niemand sagte ein Wort. Die schnelle Musik war schon lange verklungen. Die Therapeutin sprach mit leiser Stimme, während leise eine ruhige Meditationsmusik erklang: »Nun denken Sie an den Glückstopf. Schöpfen Sie alles heraus, was Sie für ein neues, glücklicheres Leben brauchen. Kein Geld, keine materiellen Dinge, sondern Gefühle: Glück, Zuneigung, Verständnis, Liebe usw.!«

Keiner der Patienten trat in die Mitte. Niemand holte sich etwas aus dem Glückstopf heraus. Keiner wagte nach dem ersten Spiel, an etwas Neuem teilzunehmen. Wahrscheinlich empfanden alle ähnlich wie ich. Nach dem, was ich gerade getan hatte, glaubte ich, es nicht verdient zu haben, ein wenig Glück zu bekommen. Aber hatte ich es tatsächlich nicht verdient? Mußte man sich nicht auch einmal Luft machen dürfen, damit die Spannungen und der Haß herauskonnten? Sehr schnell hatte ich begriffen, daß es sowohl mir, als auch jedem anderen zustand, Liebe und Zuwendung zu bekommen. Denn ohne dem konnte kein Mensch wirklich existieren.

Immer noch standen alle an ihren Plätzen – wie erstarrt. Ulrike sah mich immer noch mit diesem herzzerreißenden, verweinten Blick aus ihren grüngrauen Augen an. Da entschloß ich mich zum ersten Mal im Leben, mich einem Menschen zu öffnen und ihm etwas zu geben. Ja, ich konnte plötzlich wieder geben. »Was soll's. Ich brauche dieses Spiel des Beleidigtseins und der Verletzung nicht mehr. Ich weiß, was ich verdient habe und was nicht. Aber wichtig ist, daß ich anderen positiv begegnen kann. Gerade jetzt und hier!«

Also stand ich auf, ging zu Ulrike, die sich inzwischen auf einen Stuhl gesetzt hatte, nahm sie an den Händen und zog sie langsam bis in die Mitte des Raumes. Fragend sah sie mich an. Sanft drückte ich sie an den Schultern zu Boden, bis sie saß. Dann nahm ich meine Hände und schöpfte aus dem imaginären Topf Glück heraus und überschüttete sie damit. Sie hatte sich noch nicht ganz beruhigt und begann, fassungslos laut zu schluchzen. Ich konnte nun auch meinen Tränen keinen Einhalt mehr gebieten. Immer wieder schöpfte ich und schöpfte ich. Und bald vergaß ich wieder, wo ich mich befand. Ich sah nur noch all die Menschen, die in Ecken standen und weinten. Zum Schluß verteilte ich im ganzen Raum Glück. Ich heulte mir die Seele aus dem Leib und wollte doch nur, daß alle aufhörten, sich selbst zu strafen, indem sie nicht den Mut hatten, in den Glückstopf zu greifen. Die Musik verstummte.

Mittlerweile lag mein Kopf in Ulrikes Schoß und meine Tränen strömten. Ulrike weinte auch und streichelte mir dabei über den Kopf. Nur langsam erholten wir uns von unserem intensiven Gefühlsausbruch. Ulrike begann zu strahlen, so als sei sie ein anderer Mensch geworden. Sie erzählte von dem Erlebnis noch tagelang. Und daß sie in dem schwarzen Loch den Ekel vor sich selbst zurückgelassen habe. Aber ich hatte gelernt, wie schön es ist, wenn man anderen etwas Gutes geben konnte – wahrhaftig und von Herzen. Das war für mich eine ganz wichtige Erkenntnis.

Ulli konnte sich an diesem Tag nicht mehr beruhigen, über das was geschehen war. Und es erfüllte mich mit großem Stolz, daß sie mich so lobte. Auch die Therapeuten bestätigten mir, wie wichtig diese Handlung auf dem Weg der Selbsterkenntnis für mich gewesen war. So aufgewühlt und doch so glücklich zugleich hatte ich mich schon seit Ewigkeiten nicht mehr gefühlt.

Natürlich erzählte ich Mike am Abend von meinem Erlebnis, aber ich berichtete ihm nichts Neues. Wie immer in letzter Zeit war er bestens informiert, was meine persönlichen Fortschritte betraf. Erst spät erfuhr ich, wie oft er sich vor den Therapieräumen herumgeschlichen hatte, wenn es mir schlecht ging. Er hatte sich immer große Sorgen um mich gemacht. An diesem Abend schlief ich zufrieden in meinem Bett ein.

Helga

An diesem Tag brachte ich meine erste Saunastunde hinter mich. Sie war wirklich entspannend, aber für meinen empfindsamen Kreislauf wohl nicht das Richtige. Mir war danach etwas mulmig. Vermutlich würden sich meine Kreislaufprobleme bessern, wenn ich regelmäßig gehen würde, aber ich entschied mich dagegen: Das Schwindelgefühl und die Übelkeit danach hatten mich doch mitgenommen. Wenn nicht Anja und Elisabeth, zwei andere Patientinnen, zu mir gestoßen wären, hätte ich wahrscheinlich um Hilfe gerufen, solche Angstzustände hatte ich allein in dem engen Raum bekommen.

Mike lachte sich kaputt über meine Bedenken. »Mensch, so ein richtiger Kerl wie du, der muß das doch abkönnen«, meinte er provozierend. »Blödmann«, gab ich verärgert Antwort. »Es war ja schließlich das erste Mal für mich.« Außerdem ärgerte ich mich immer mehr darüber, wenn er mich wieder auf diese Art und Weise aufzog. Als hätte er meine Gedanken gelesen, sprach er weiter: »Na gut, auch eine Lady muß lernen, damit fertigzuwerden«, meinte er einlenkend.

Im nächsten Therapiegespräch mit meiner Ärztin wurde noch einmal die Beziehung zwischen meinem Vater und mir durchgesprochen. Sie führte mir nochmals deutlich vor Augen, was ich intuitiv immer besser erkannte: Mein Vater hat mich geliebt, ich habe ihn geliebt, aber wir beide waren nicht in der Lage gewesen, es dem anderen mitzuteilen. Trotzdem war mein Vater stark genug, die Liebe zu mir zu bewahren, obwohl ich ihm oft – aus Liebe zu meiner Mutter – übel mitgespielt hatte.

Ich glaube, sein Tod gab mir letztlich die Kraft, die ich heute habe. Denn die Kraft seiner Liebe blieb. Er schenkte mir seine Lebensenergie, die er nicht mehr brauchte, weil er mich liebte.

Ich ging wieder einmal zu meinem Baumstumpf und weinte leise vor mich hin. Die Trauer um meinen Vater hatte mich wieder. Doch ich fühlte, daß solche Regungen mich nur stärker machten. Und der Schmerz, wenn ich an ihn dachte, war nicht mehr groß. Ich war nur noch dankbar.

Plötzlich stand Helga vor mir. Sie wollte sofort wieder gehen, als sie meinen Kummer sah, doch ich hielt sie zurück. Sie sah mich an und nahm mich tröstend in den Arm. Mir kam sie auf einmal vor wie eine gute Fee, aber es war sehr schwer zu begreifen, wer sie eigentlich war. Sie hob nach einiger Zeit ihren Arm und pflückte über meinen Kopf hinweg die Blüten eines Holunderstrauches ab. Dann ließ sie sie über meinem Kopf rieseln und flüsterte: »Dies sind alles kleine Glückssterne, die über dich kommen werden. Du wirst sehen, bald wird dein Glück bei dir sein!« Dann zeigte sie mir, wie ich meine Körperkonturen im blauen Himmel erkennen könnte. Wie ein Kind schaute ich in das Blau und erfreute mich an den Anblick, der sich mir bot. »Das bist du, mein Kind, ein kleiner Engel am Firmament!« flüsterte sie. Dann war sie, lautlos wie sie gekommen war, wieder verschwunden.

Verwundert suchte ich sie. Sie hatte mir erlaubt, hinter ihre steinerne Mauer zu blicken, und ich hatte etwas gefunden, was mich sehr freute. Ich fand es schade, daß sie fort war. Helga hatte auch das Symbol der Verbundenheit, das ich spontan gewählt hatte, für sich entdeckt. Es hatte alles fast etwas Beschwörerisches und Mystisches.

Ein neues Leben

Am nächsten Morgen fühlte ich mich schon beim Aufwachen anders als sonst. Ich ahnte, daß sich etwas in mir verändert hatte, und ich sollte schnell dahinter kommen, was es war. Daß ich den Tag endlich einmal mit einer positiven Einstellung begann, freute mich riesig.

Auf dem Balkon traf ich wie immer auf Mike. Ich sah ihn an, und wußte plötzlich, was sich bei mir verändert hatte: zum ersten Mal betrachtete ich ihn ganz unverkrampft und nahm ihn auch als Mann wahr. Er war gutaussehend, schlank, charmant, hilfsbereit, er zeigte Interesse an mir und mochte mich einfach sehr. Ob das seinerseits Liebe war, konnte ich nicht sagen. Aber in jenem Moment war es auch nicht wichtig. Endlich war ich mir meiner selbst bewußt: Ich bin kein kleines Mädchen – und erst recht kein kleiner Junge – und konnte meine Gefühle als Frau spüren. Dieser Zustand war wunderschön. Ich wollte meine Wiedergeburt mit niemandem teilen, zog mir daher meine Jacke über und wanderte, ja schwebte förmlich um den kleinen Teich. Ein verdammt gutes Gefühl.

Während dieses Spaziergangs sah ich an mir herunter: Jeans, langer Pulli, Turnschuhe, fast ungekämmtes Haar – wie jeden Morgen. Und doch war alles anders geworden. Ich spürte meine Brüste und freute mich zum ersten Mal darüber, weibliche Formen zu haben. Das mag komisch klingen, aber es war so. Früher hatten sie mir nie etwas bedeutet. Natürlich, Männer stehen auf dieses Symbol der Weiblichkeit. Aber ich? Ich brauchte diese wackeligen Dinger doch nicht. Ganz im Gegenteil: Ich wollte meinen Körper verstecken, damit niemand davon Besitz ergreifen konnte. Ich begann, vor mich hin zu reden: »Mann, oh Mann, Mike. Wenn du wüßtest, was du mir alles beigebracht hast. Du bist mein Lebenslehrer und weißt es nicht einmal. Mir ist auch nicht klar, wieso du dir so viel Mühe mit mir machst. Vielleicht weißt du es? Aber was spielt das Motiv für mich schon für eine Rolle. Ich freue mich einfach, daß es dich gibt. Du tust mir so gut, und ich werde die Zeit hier mit dir genießen. Aber das, was ich heute über mich herausgefunden habe, darf ich dir nicht erzählen. Diese Erfahrung ist für mich ganz allein wichtig. Aber in Gedanken kann ich ja mit dir reden. Weißt du, damals, als ich mit Alex flirtete, auf den Gerd so eifersüchtig war, da hatte ich schon mal so einen Anflug von diesem Ganz-Frau-und-wirklich-frei-Gefühl. Aber ich wollte es damals nicht wahrhaben und bekam Angst vor mir selbst. Vielleicht mochte ich Alex aber gerade wegen dieses Gefühls so gern. Vielleicht kann ich ja mit Ulli darüber reden. Ulli ist eine Frau, sie kann mich vielleicht verstehen!«

Ich fand es ein weiteres Mal traurig, daß mein Vater nicht mehr lebte. Es wäre sicher eine Freude für ihn gewesen, zu sehen, wie ich mich hier entwickelt hatte. Aber er würde trotzdem alles wissen, denn er war ja immer bei mir, tröstete ich mich.

Da es mir so gut ging, konnte ich die Stunde *Musik passiv* sehr genießen. Zum Candle-Light-Dinner, so sagte man hier zu dem feierlichen Essen, daß alle vierzehn Tage stattfand, erschien ich dann auch endlich nicht nur äußerlich als Frau. Meine Wirkung auf die anderen war wirklich verblüffend. Jeder merkte, daß sich in mir etwas gewandelt haben mußte. Mike war sprachlos und staunte sehr über seinen »kleinen Jungen«, der keiner mehr war.

Nach dem Essen zog ich mir schnell wieder meine Jeans an, denn es war so kalt, als wäre es erst April und nicht Juni. Mike fragte mich natürlich gleich, ob ich mich wieder in den kleinen Jungen verwandeln wollte, aber ich lachte nur. »Ne, aber Lust auf eine dicke Erkältung habe ich auch nicht! Vermutest du das schon wieder?«

»Nein, das tue ich nicht. Und auch wenn ich ein alter Mann bin, so erfreue ich mich immer am Anblick einer jungen, hübschen Frau. Ich bin zwar alt, aber schließlich nicht blind!« Der alte Mann! So hatte er sich damals vorgestellt. »Geh mit einem alten Mann Kaffee trinken, und rede dir deinen Kummer von der Seele«, waren seine ersten Worte an mich gewesen. Ich werde diesen Satz wohl nie vergessen. Natürlich war er älter und weiser. Und er schaute mich wieder so an, als wüßte er, was mit mir geschehen war, doch was spielte all das noch für ein Rolle?

Die Schatztruhe

Diesmal sollte sich im Therapiegespräch alles um meine Ehe drehen – ein Problem, für das sich noch keine befriedigende Lösung abzeichnete. Die Ärztin schlug ein Gespräch zu dritt vor. Ich freute mich darüber, hatte aber so meine Zweifel, ob Gerd wirklich kommen würde. Er war nämlich der Meinung, daß ich ihn in meinen früheren Unterredungen nur schlecht gemacht hätte, so daß die Ärzte ihn im Vorhinein sowieso als den Bösewicht in unserer Ehe sehen würde. Wahrscheinlich hatte er auch Angst vor einer solchen Konfrontation. Ich war gespannt, wie er auf das Gesprächsangebot reagieren würde.

In der anschließenden Rhythmiktherapie mußten wir uns wieder auf den Rücken legen und sollten uns entspannen. Wir schlossen die Augen, und der Therapeut erzählte uns eine kleine Geschichte: »Stellen Sie sich vor, Sie hätten eine kleine Schatzkiste vor sich. Hier hinein packen Sie all ihre Wunschträume, die Sie hegen.« Ich lächelte. Ich wußte sofort, was ich hineinpacken würde. »Befestigen Sie dann an der Kiste viele, mit Gas gefüllte, bunte Luftballons. Dann lassen Sie die Kiste Los!«

In Gedanken sah ich den wolkenlosen blauen Himmel, in den zahllose Kisten aufstiegen. Es war ein schönes Bild, doch meine Phantasie wurde gestört durch ein herzzerreißendes Schluchzen. Ich schlug die Augen wieder auf und sah, daß ein Patient neben mir sehr heftig reagierte, so wie ich es auch schon so oftgetan hatte. Doch ich wollte nicht in die Realität zurückkehren, ich zog es vor, mich mit meinen Gedanken auf die Reise zu begeben, und kümmerte mich nicht weiter um meinen Nachbarn.

Im Anschluß an unsere Gedankenreise sollten wir versuchen, über unsere Gedanken, Wünsche und Vorstellungen zu reden. Doch niemand wollte die kleinen Geheimnisse, die er in die Kiste gepackt hatte, preisgeben. Auch ich nicht. Eigentlich empfand ich diese Übung als sehr schön und bereichernd, und ich lernte dabei, Dinge loszulassen, die ich eigentlich immer festhalten wollte, obwohl sie mich eigentlich nur belasteten. Aber damals wollte ich einfach noch nicht darüber reden.

Ich hatte meinen Wunsch eingepackt, mit Mike eine bleibende Freundschaft aufrechtzuerhalten – dazu konnte ich mittlerweile stehen. Aber aus Erfahrung wußte ich, daß solche Freundschaften in der Regel beendet sind, sobald man sich nicht mehr regelmäßig und unter anderen Umständen wiedersieht. Indem ich diesen Wunsch in den Himmel steigen ließ, wollte ich diese Freundschaft symbolisch loslassen, weil ich intuitiv wußte, daß es besser für uns beide sein würde, den Kontakt einschlafen zu lassen und lieber eine positive und schöne Erinnerung mit nach Hause zu nehmen. Ich hatte keinerlei Schwierigkeiten, meine Kiste loszulassen. Es überkam mich auch keine Schwermut, als ich ihr in Gedanken nachsah, wie sie sich am Himmel immer weiter entfernte. Lächelnd freute ich mich ganz einfach über die Begegnung mit Mike.

Ich war eins mit mir und hatte nun so viel Kraft, daß ich auch anderen etwas davon abgeben konnte. Ich wollte Trost spenden. Viele weinten und kurz entschlossen nahm ich einen Patienten in den Arm. Ohne etwas zu sagen streichelte ich nur seine Schultern. Freude uns Stolz überkamen mich. Ich war wieder ich selbst und brauchte nicht erst zu überlegen, ob ich auf den anderen zugehen sollte oder nicht – ich tat es einfach. Es tat gut zu merken, daß er meine Hilfe auch annahm. Endlich war ich wieder glücklich! Von diesem Moment an bemerkte ich die stetige Veränderung in mir. Langsam, aber sicher spürte ich neuen Lebensmut in mir, und ich konnte wieder froh sein – was ich lange Zeit nicht mehr für möglich gehalten hatte.

Am Nachmittag löcherte mich Mike mit Fragen. Er wollte etwas über meine Gefühle bei der letzten Rhythmiktherapiestunde wissen, aber eigentlich brauchte ich ihm nichts zu erzählen, denn Conny hatte ihm schon einiges berichtet. Ich gab ihm zwar bereitwillig Auskunft, von meinem Wunsch verriet ich allerdings nichts. Der ging nur mich etwas an.

Ich dachte viel nach an diesem Tag und plötzlich hörte ich eine Stimme neben mir: »Hallo, Hallo! Wo ist mein kleiner Junge?« Mike lachte. »Hier bin ich, Sir. Anwesend!« gab ich zur Antwort. Ich mußte ganz schön in Gedanken gewesen sein, denn diese alte Antwort kam mir automatisch über die Lippen. Ich fühlte mich seit ein paar Tagen neben Mike überhaupt nicht mehr wie ein kleines Kind und schon gar nicht wie ein Junge. Aber ich hatte ihm sehr viel zu verdanken und ging gern auf seine Späße ein.

Das Abendgespräch an diesem Tag gestaltete ein ausländischer Therapeut. Da er Schwierigkeiten mit der Aussprache hatte, bat er zunächst um Verständnis für sein schlechtes Deutsch. Ich fand es überflüssig, weil es darauf überhaupt nicht ankam. Mittlerweile konnte ich auch sehen, daß die Therapeuten es manchmal wirklich sehr schwer hatten. Schließlich steckt hinter jedem ja auch ein Mensch mit persönlichen Ansichten, Gefühlen, Meinungen und Abneigungen. All das mußten sie bei der Arbeit mit den Patienten außer acht lassen. Ich stellte es mir auch nicht sehr leicht vor, einen Patienten zu therapieren, den man vielleicht nicht leiden kann. Ob meine Ärztin mich mochte? Ich wußte es nicht. Aber sie hat ihre Arbeit gut gemacht. Denn sonst würde ich mich heute nicht so wohlfühlen. Und dafür bin ich ihr ein Leben lang dankbar. Nachdenklich ging ich zu Bett.

Eine Pleite

»Heute siehst du gut aus, Froschauge«, begrüßte mich Mike am nächsten Morgen. Er erzählte, daß er sich ein Ohrloch stechen lassen wollte. »Meine Frau schmeißt mich hochkant hinaus, wenn ich mit so einem Ding nach Hause komme«, gab er zu bedenken.

»Du bist um keine Ausrede verlegen! Sag doch einfach daß du zu feige bist«, lachte ich ihn aus.

»Übrigens, du siehst viel besser aus, wenn du mal ein paar Tage nicht geweint hast«, sagte Mike, beschleunigte seine Schritte und war weg. Dieser Mensch war einmalig. Ich würde ihn sehr vermissen, das wußte ich jetzt schon.

In der Sensitivtherapie versank ich so sehr, daß der Therapeut mich wecken mußte. Das jagte mir einen leichten Schrecken ein, aber er meinte, daß die Therapie auf mich wie eine Hypnose gewirkt habe, daß sei allerdings nicht weiter schlimm.

Im anschließenden Gespräch mit meiner Ärztin mußte ich mich gedanklich darauf vorbereitet, daß mein Mann heute kommen würde. Nach einigem Zögern hatte er dem Gespräch zu dritt zugestimmt. Die Ärztin bat mich darum, mich in dem Gespräch auf jeden Fall zurückzuhalten, denn sie wolle besonders auf meinen Mann eingehen. Ich hätte hier ja Hilfe, soviel ich brauche, er aber stünde ganz alleine da.

Ich versprach es und wartete, bis Gerd erschien. Ich hatte keine Angst mehr, aber meine Hoffnung, daß alles wieder in

Ordnung käme, war auf den Nullpunkt gesunken. Als er mich dann während des Gesprächs wieder einmal übermäßig angriff, artikulierte ich meine Befürchtung. Die Ärztin konnte selbst miterleben, wie mein Mann deshalb hochging. Aber auch ich verlor die Kontrolle. Jedes Gespräch bei uns zu Hause endete so. Ich kannte das ja bereits. In mir brodelte es, alle alten Erinnerungen kamen hoch. Bald war auch ich für gute Argumente nicht mehr zugänglich. Wütend rannte Gerd davon. Ich lief hinter ihm her. Er stand am Baum bei der kleinen Brücke und weinte. Ich sah seine Verzweiflung, doch ich konnte ihm in diesem Moment nicht helfen – und ich wollte es auch nicht. Schließlich gingen wir noch einen Kaffee trinken, redeten aber nicht. Dann schlenderten wir in Richtung Parkplatz, wo sein Auto stand. Im Schatten stand eine kleine Bank, auf die wir uns setzten. Vorsichtig begann Gerd zu sprechen. Verzweiflung spiegelte sich in seinen Augen wider. Ich wußte, daß das vorausgegangene Gespräch ihm endlich die Augen geöffnet hatte. Endlich!

Komischerweise konnten wir auf einmal reden. Wir fanden wieder einen Weg zueinander, wenn auch einen anderen als zu Anfang unserer Beziehung. Völlig sachlich teilte ich ihm meinen Entschluß mit, die Scheidung einzureichen. Er lächelte mich an und sagte: »Weißt du, die Ärztin hat gerade gesagt, daß das Gespräch leider sinnlos gewesen sei, aber ich glaube, so sinnlos war es nicht. Immerhin kann ich dir jetzt zuhören, ohne gleich auszurasten.«

Dann redeten wir seit vielen Jahren zum ersten Mal vernünftig und sehr intensiv miteinander. Ich fragte ihn, warum es erst soweit mit uns kommen mußte? Doch zunächst schwieg er nur, wie er es immer tat, wenn ich ihn etwas gefragt hatte. »Ich glaube, es ist besser, wenn ich jetzt gehe«, sagte er dann zögernd, »aber ich hole dich auf jeden Fall mit den Kindern ab!« Traurig schaute er mich an, wandte sich wortlos ab und ging. Ich blieb auf der Bank zurück und hatte ganz tief in meinem Inneren das Wissen, daß noch einiges an Auseinandersetzungen auf mich zukommen würden. So leicht, wie in diesem Augenblick alles aussah, konnte es nicht werden. Er winkte mir zum Abschied, als er an mir vorbeifuhr.

Trotz dieser Auseinandersetzung hatte ich die Hoffnung, daß etwas für mich Wichtiges nicht zerstört war: unsere Freundschaft! Doch diese würde noch auf eine harte Probe gestellt werden, wenn ich erst wieder zu Hause war. So ganz traute ich dem Frieden noch nicht, denn Gerd hatte die Angewohnheit, Probleme immer erst einmal unter den Teppich zu kehren, so wie es ihm gerade in den Sinn kam – sie schlicht zu verdrängen. Doch ich wollte um unsere Freundschaft kämpfen, nicht nur wegen der Kinder, auch für mich. Schwere Tage standen uns noch bevor. Und ich wollte nur noch Kraft sammeln, um meine Zukunft zu meistern. Der Tag hatte so schön begonnen, und nun schlich sich wieder dieses beklemmende Gefühl ein. Deprimiert ging ich allein in die Kneipe und kippte drei Gläser Bier in mich hinein. Ich vertrug das Zeug nicht und leicht angetrunken sank ich schließlich in mein Bett.

Der Geburtstag

Zwei Tage später, am 27. Juni, hatte ich Geburtstag. Obwohl Mike mit mir am Vorabend zum Chinesen Essen gegangen war – als Geburtstagsgeschenk hatte er mich eingeladen – und wir sehr schöne Stunden dort verbracht hatten, wachte ich mit recht schlechter Laune auf. Als ich aufstand, dachte ich daran zurück, wie ich vor Monaten zu Hause verkündet hatte, daß ich meinen Geburtstag diesmal nicht feiern würde. Ich lachte! Ja, aber so hatte ich mir diesen Tag allerdings auch nicht vorgestellt – daß ich in der Klinik sein würde, daran hätte ich im Traum nicht gedacht. Am liebsten wäre ich überhaupt gar nicht aufgestanden. Doch es ließ sich nicht vermeiden, denn mein Stundenplan war voller Termine.

Meine Zimmergenossinen waren die ersten, die mir gratulierten. Es war ein komisches Gefühl. Mir war mulmig bei dem Gedanken, was heute noch auf mich zukommen würde. Eigentlich wollte ich gar nicht im Mittelpunkt stehen, aber es würde sich wohl nicht vermeiden lassen. Ich wußte, daß ein Blumenstrauß auf meinem Tisch stehen würde und dazu ein kleines Bild. Dies gab es immer von der Klinik. Ich hatte das schon bei anderen Patienten gesehen, die hier ihren Geburtstag feiern mußten.

Was ich jedoch sah, als ich in den Speisesaal trat, war unbeschreiblich. Mein Platz am Frühstückstisch war förmlich zugedeckt mit kleinen Aufmerksamkeiten meiner Mitpatienten. Rührung über so viel Zuwendung und offensichtlicher Zuneigung machte sich in mir breit. Kleine Kuscheltiere, Porzellanfiguren, Glückssteine, ein Badezusatz, Bilder und viele Dinge mehr entdeckte ich. Ulli kam und überreichte mir einen kleinen Stoffdinosaurier, der ein merkwürdiges Geräusch machte, wenn man ihm auf den Bauch drückte. Damit brachte sie mich wieder zum Lachen. All diese Geschenke habe ich aufbewahrt und zu Hause in meine Vitrine gestellt. Sie erinnern mich stets an eine sehr schöne, aber auch harte Zeit.

»Wegen meines Geburtstagsgeschenkes hast du nicht geheult. Wie soll ich das werten? Positiv oder negativ?« Mike sah mich an und lachte. Ich wußte, er meinte es nicht böse, denn ihm war sehr genau bewußt, daß mir das Essen mit ihm weit mehr bedeutete als alles, was hier auf dem Tisch stand. Ich gab ihm keine Antwort. Er hatte wohl auch keine erwartet. Lächelnd entfernte er sich.

Nach dem Frühstück stand *Musik aktiv* auf dem Plan. In dieser Sitzung sollte ich mein wichtigstes Therapieerlebnis haben. Im nachhinein betrachte ich es als das wertvolle Geburtstagsgeschenk, das ich mit nach Hause nehmen durfte, denn dieses Erlebnis veränderte Entscheidendes in meinem Verhalten und Denken und machte mir mein Leben erst richtig bewußt. Erst der totale Zusammenbruch und danach der Neuanfang. Das sollte mir erst mal einer nachmachen!

Zunächst tobten wir wieder zur Diskomusik. Dann hatte Ulli ein Geburtstagsständchen für mich organisiert. Fast hätte ich schon wieder geheult, wenn sie mich nicht gekitzelt hätte. Ich glaube, ich hatte noch nie in meinem Leben so viele Geburtstagswünsche auf einmal bekommen. Auf einmal störte mich die Nähe der anderen Patienten, und ich wollte lieber allein sein. Aber sobald ich an dieses Wort »allein« nur dachte, zog sich in mir alles zusammen. Ich konnte mir nicht erklären, was plötzlich los war.

Die Therapeutin fing mit ihrem Spiel an: »Suchen Sie sich einen Platz, an dem Sie sich wohlfühlen«, forderte sie uns auf. Leise Meditationsmusik erklang. Es bildeten sich kleine Menschengruppen. Ulli kam auf mich zu, doch ich zog mich sofort zurück. Sie begriff, daß ich sie jetzt nicht ertragen konnte und wandte sich ab, ohne mich jedoch aus den Augen zu verlieren. Sie hatte einen besorgten Blick, der mich ärgerte. Wie sie mir später erzählte, war ich im Gesicht schneeweiß geworden.

Mein Blick war unruhig, und die Angst sprang mir förmlich aus den Augen. Ich rutschte über den Boden immer weiter zurück, bis ich in einer Ecke an der Heizung angekommen war. Ich fror ungemein, und meine Angstgefühle, von denen ich geglaubt hatte, daß ich sie überwunden hätte, holten mich doppelt so heftig ein. Ich verkroch mich. Ich zog mich ganz in mich zurück. Wie ein Panzer kreiste mich die Angst ein und schottete mich gegenüber der Außenwelt ab. »Allein, allein, allein!« Ich konnte an nichts anderes mehr denken als an dieses Wort, das mir gleichzeitig soviel Angst einflößte.

Alles in meinem Leben mußte ich allein bewältigen. Als Kind stand ich stetes allein da, wenn ich Probleme hatte. Niemand war da, der mit mir redete. Als Kind mußte ich mir die Probleme Erwachsener anhören und durfte um Gottes Willen mit niemandem darüber reden. Ich war wieder allein, als wir plötzlich umzogen, keiner begriff, daß für mich eine Welt zusammenbrach, und wie wichtig meine Kleinmädchenfreundschaft für mich gewesen war. Papa hat mich auch allein gelassen. Und das nicht nur einmal und endgültig, wie bei seinem Tod. Nein, er ließ mich allein, als er Mama verlassen mußte, weil sie die Scheidung eingereicht hatte. Erst Monate später war die Welt wieder einigermaßen in Ordnung. Ich begriff erst in jenen Momenten wirklich, wie sehr ich als Kind an meinem Vater gehangen hatte!

Alles, alles mußte ich allein, immer allein austragen. Allein, allein, allein. In meiner Ehe war ich auch stets allein gewesen, mußte alles allein erdulden, mir gefallen lassen, daß man mich quälte. Hatte die Kinder allein zur Welt bringen und großziehen müssen. Verflucht sei dieses Alleinsein. »Verdammt, ich schaffe das hier auch allein, habt ihr gehört«, schrie ich innerlich. »Ich schaffe alles auch allein!« Ich schluchzte in meiner Ecke und nahm meine Umgebung nicht mehr wahr. Ich wollte nicht allein sein, und doch war ich verdammt dazu.

Die Therapeutin kam zu mir. Sanft zog sie mich in ihre Arme. Sie wiegte mich wie einen Säugling hin und her. Ich schluchzte immer nur: »Ich will nicht mehr so allein sein, ich will nicht mehr allein sein!«

»Du bist nicht allein, und doch wirst du stets dieses Gefühl in dir haben«, hörte ich eine Stimme. Ich weiß nicht, wer es gesagt hat und heute bin ich mir manchmal nicht so sicher, ob ich es nicht selbst war.

»Ich schaffe es schon,« versuchte ich, mich weiter beruhigen. Die Therapeutin zwang mir kein Gespräch auf, sie meinte nur, ich solle einmal intensiv über das, was ich gerade erlebt hatte, nachdenken. Zu dem Zeitpunkt konnte ich nicht zugeben, wie gut mir diese Zuwendung tat. Ich war eben nicht alleingelassen worden. Nein, die Therapeutin gab mir nicht nur in diesem Moment Sicherheit und Geborgenheit, die ich brauchte. Aber was würde ich machen, wenn ich wieder zu Hause wäre? Aber darüber wollte ich in dem Moment nicht nachdenken.

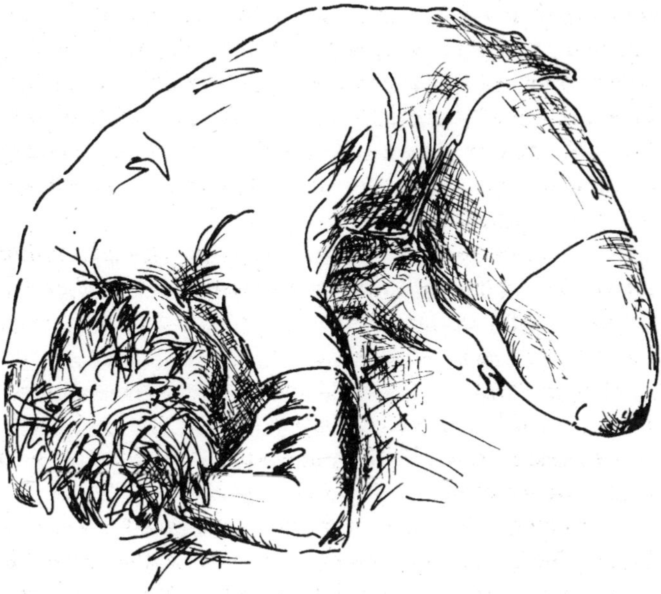

Am Abend lud ich einige Leute zu einem Glas Bier ein, um auf meinen Geburtstag anzustoßen. Mike war in einer merkwürdigen Stimmung, fast schon brummig. Er verschwand ziemlich schnell. Da es mir inzwischen wieder besserging, wollte ich mich nicht von seiner schlechten Laune anstecken lassen und ließ ihn ohne großen Protest gehen. Plötzlich klopfte mir jemand auf die Schulter. »Herzlichen Glückwunsch zum Geburtstag!« Will stand hinter mir. Er hatte sein Versprechen wirklich gehalten und war gekommen. Vor Freude fiel ich ihm um den Hals. Er hatte mir einen Strauß rosa Rosen mitgebracht. Will schlug vor, in eine andere Kneipe zu gehen, und so zogen wir los.

Als wir uns im anderen Lokal setzten, sah ich Mike in einer Ecke stehen und uns beobachten. Ich konnte Mike einfach nicht böse sein, daß er so mißmutig abgezogen war, und lächelte ihn an. Er tuschelte mit dem Kneipenwirt, bis dieser zu seiner CD-Box ging und eine andere CD einlegte. Es erklang »Angie« von den Rolling Stones. Mike sang mit und schaute mich die ganze Zeit dabei an. So ein spontanes Geburtstagsständchen hatte ich auch noch nie bekommen. Es klang sehr gut, wie er das Lied mitsang. Dieser Kerl verfügte nicht nur über gutes Aussehen, Humor und Intelligenz – nein, er hatte auch noch eine verdammt gute Stimme. Er verblüffte mich immer wieder. Kurz darauf mußte Will schon wieder gehen, er gab mir einen Kuß auf die Wange und schwupp, war er zur Tür hinaus. Mike und ich unterhielten uns ganz hervorragend, bis es Zeit wurde, zur Klinik zurückzugehen.

Zum Abendgespräch gesellte sich Sabine zu mir. Sie war 22 Jahre alt und zitterte am ganzen Körper. Ich hörte dem Gespräch nicht zu, nahm ihre Hand in die meine und wünschte mir nichts sehnlicher, als ihr ein wenig Wärme geben zu können, damit dieses Mädchen aufhören könnte zu zittern. Ich sprach in Gedanken zu meinem Vater: »Ach Papa. Könntest du ihr doch ein bißchen Wärme geben – so wie du sie mir gegeben hast.«

Ich hatte Sabines Hand in meine Hände gelegt und fest umschlossen. Auf einmal fühlte ich diese Wärme, die ich schon sehr oft gespürt hatte. Erstaunt schaute ich auf meine Hände. Sabine sah mich an und fragte mit großen, erstaunten Augen: »Wie machst du das? Ich friere überhaupt nicht mehr.« Ihre zierliche Hand in meiner schien zu pulsieren wie ein kleines Herz.

Mir wurde jetzt klar, was es bedeutete, wenn ein Sterbender zu einem Menschen sagt: »Ich werde immer bei dir sein, wenn du mich brauchst.« Mir schossen die Tränen in die Augen. Ich dachte an Papa. Helga sah mich an. Sie war Esoterikerin und glaubte daran, daß es viele Dinge zwischen Himmel und Erde gibt, die sich mit rationalem Verstand nicht erklären lassen. Wir verstanden uns und hatten uns bereits vorher über solche Phänomene unterhalten. Sie nickte mir nur zu und wollte wissen, ob ich auch begreifen würde, was gerade mit mir geschah.

Zufrieden beschloß ich, ins Bett zu gehen. Doch schlafen konnte ich nicht. Das Therapieerlebnis vom Morgen machte mir zu schaffen. Bis tief in die Nacht machte ich mir Gedanken und schrieb sie wie besessen in mein Tagebuch. Ich schrieb und schrieb und schrieb, dachte nach und notierte alles, was mir wichtig war. Irgendwann im Morgengrauen schlief ich endlich zufrieden ein.

Allein

Jeder Mensch ist letztlich sein ganzes Leben allein. Jeder ist ein Individuum und für sich selbst verantwortlich. In diese Einheit kann kein anderer Mensch wirklich eindringen. Eine Partnerschaft ist eine Verbindung von zwei Individuen – so als gäbe man sich die Hände, aber eins ist man dadurch nie. Jeder bleibt so für sich allein, sein ganzes Leben lang.

Allein beginnt man seinen Weg im Bauch der Mutter. Allein beendet man ihn, wenn man stirbt. Und selbst, wenn man helfen will, ist man allein. Aber, man ist nicht einsam, wenn sich eine helfende Hand entgegenstreckt. Das ist der entscheidende Punkt. Einsamsein und Alleinsein sind zwei verschiedene Dinge.

Jedes Kind will seinen Weg so bald wie möglich allein gehen, braucht aber die helfende Hand, die Sicherheit, um ihn finden zu können. Wenn man größer wird, wächst das Bedürfnis, selbständig zu sein, immer mehr. Also ist es an sich etwas Positives. Ständige Einmischung in sein Leben verbittet man sich, aber einsam möchte man nicht sein. Eigentlich zeigt das doch nur, daß der Mensch ein natürliches Bedürfnis hat, selbst klarzukommen. Er braucht nur einen Ort der Geborgenheit im Hintergrund, der Sicherheit verspricht. Meist ist die Familie so ein Ort der Ruhe.

Diesen Rückhalt suchte ich immer bei anderen Menschen, in meinen Eltern, in Gerd. Doch irgendwann konnte ich ihn nicht mehr finden. Ich fand niemanden, der stark genug gewesen wäre, all meine Blessuren zu heilen. Das Unglück war vorprogrammiert. Ich wußte nicht, daß der Ort der Ruhe nur in mir selbst sein konnte. Nur dort findet man wirklich Ruhe und Geborgenheit. Das Gefühl der Sicherheit muß aus sich selbst heraus entstehen. Dieses Alleinsein, das mich ängstigte, war in Wirklichkeit Einsamkeit. Allein zu sein hat mir nie Probleme bereitet. Wie sonst hätte ich all die Jahre mit Gerd überstehen können? Wie oft habe ich allein zu Hause gesessen, bis spät in die Nacht.

Gerd wollte sich – genauso wie ich – Kraft holen. Aus Selbstschutz hat mein Ich ihm das verboten. So klammerten wir uns aneinander wie zwei Ertrinkende – und mußten zwangsläufig untergehen. Mein Mann spürte, daß ich mich ihm nie ganz öffnete. Und das machte ihn unsicher und letztendlich auch so unerträglich eifersüchtig. Das wiederum zog mir den Boden unter den Füßen weg.

Ich weiß, daß mir niemand letzte Sicherheit bieten kann, ich muß sie in mir selbst finden. Gerd hatte das nie geschafft und wollte seine Sicherheit nun durch mich erlangen. Aber das funktionierte nicht. Er wollte Dinge von mir, die ich ihm nicht geben konnte. Auch deshalb steigerte sich seine Eifersucht ins Unerträgliche. Er verlangte bedingungslos, daß ich seinen Weg gehe, damit er Sicherheit finde. Ich ging zwar mit, war aber innerlich zerrissen und eigentlich auch nicht stark genug dazu. Ich war dabei, meine eigene Sicherheit, mein Selbst auch noch zu verlieren. Um mich zu schützen, schottete ich mich ab. Ich wollte allein sein, aber nicht einsam. Mein Ich, mein Innerstes rebellierte. Gut, daß ich hierher gekommen war.

Ich ahnte, daß meine Kraft tief aus mir heraus neu geboren wurde. Allein zu sein war meine einzige Chance, mich – mit Hilfe der Therapeuten – wiederzufinden. Aber das positive Erleben des Alleinseins mußte ich erst erlernen. Ich erkannte, daß es nichts Schöneres im Leben gibt, als allein an einem Teich spazierenzugehen, die Natur zu erleben und sich damit eins zu fühlen. Als ich solche Dinge wieder empfinden konnte, spürte ich daß ich wieder ein richtiger Mensch war, wieder lebte.

Der Zirkus

Vor dem Frühstück rannte ich rüber zu Ulrike. Sie hatte eine Kaffeemaschine in ihrem Zimmer und kochte uns schon vor dem Frühstück einen leckeren, starken Kaffee. Ihr Zimmer lag genau gegenüber meinem Balkon. Von hier aus konnte man den anderen, die sich dort aufhielten, gut zusehen. Mike saß da und schaute gerade herüber. Ich lachte und zeigte ihm meine Kaffeetasse. Er gab mir zu verstehen, daß ich doch herüberkommen solle. Ich winkte lachend ab. Während ich Mike beobachtete, wurde mir klar, daß sich unsere Beziehung verändert hatte. Wir waren Freunde geworden. Ein unbeschreibliches Gefühl der Dankbarkeit überkam mich.

Ulrike lenkte mich von diesen Gedanken ab. Sie redete und redete wie ein Wasserfall, sprach ganz offen über ihre Männerbeziehungen und ihre Sexualität. Ich wünschte mir, ich hätte genauso unbefangen über dieses Thema reden können, und hörte ihr einfach nur zu. Sie bemerkte, daß ich in der Hinsicht Probleme hatte, und fragte mich, ob ich jetzt schockiert sei. »Nein, nein. Ich hoffe nur, daß ich hier noch lernen werde, mit mir selbst so offen zu sein, wie du es mit dir und mir bist!« antwortete ich ihr.

Ulrike ging in die Modelliertherapie, eine Behandlungsform, die ich nicht kennengelernt hatte. Die Patienten arbeiteten dort mit Ton und bekamen oft die Aufgabe, Gefühle zu modellieren. Am liebsten hätte ich alle Therapieangebote der Klinik ausprobiert, nachdem ich begriffen hatte, wie sehr mir diese helfen konnten.

Nach dem Frühstück ging ich wieder einmal zur Meditationsstunde. Die Ärztin erzählte an diesem Tag folgende Geschichte: »Sie befinden sich in einem Zirkus. Das Zelt ist voller Menschen. Sie entdecken auf der gegenüberliegenden Tribüne jemanden, den Sie überhaupt nicht leiden können. In der Mitte der Manege sind Clowns, die einen riesigen Waschkübel mit Seifenlauge füllen. In diesem Moment wünschen Sie sich nichts sehnlicher, als daß man diesen verhaßten Menschen in diesen Kübel werfe. Ein Lichtkegel wandert durch die Besucherreihen und hält genau bei der Person an, die Sie verabscheuen. Ein Clown rennt die Treppe hinauf und zieht sie die Treppen hinunter in die Manege ...«

Ich sah, wie mein Schwiegervater unter dem Gelächter der Zuschauer von seinem Platz gerissen wurde. In der Manege schmissen ihn die Clowns in den Waschkübel. Zunächst machte sich Schadenfreude in mir breit, daß es ihn erwischt hatte. Doch als man ihn an überdimensionalen großen Klammern an einer Leine aufhängen wollte, fand ich die Situation nicht mehr angenehm. Es wirkte alles so grotesk, wie der sehr kleine und alte Mann an der Wäscheleine hing und zeterte. Ich holte ihn eigenhändig hinunter. Doch als Dank beschimpfte er mich wieder. Es tat weh, aber ich drehte mich weg und schwieg. Bauchschmerzen, von denen ich eigentlich schon geglaubt hatte, daß ich sie vergessen könnte, machten sich bemerkbar.

»Kommen Sie zurück!« befreite mich die Ärztin aus der seelischen Qual. In dem Gespräch mit ihr fand ich heraus, daß ich noch immer nicht in der Lage war, mit meiner aufgestauten Wut richtig umzugehen. Ich solle mir doch den Gefallen tun, ihr wenigstens in meiner Phantasie freien Lauf zu lassen, riet mir die Ärztin. Das schade den anderen nicht und würde mir nur helfen.

Am Abend gingen Mike, Ulrike und ich in eine Kneipe. Als Ulli für einen Moment zur Toilette ging, meinte er: »Ich hab bei der Frau ein komisches Gefühl, du solltest vorsichtig sein!« Ich mußte lachen. Erst schwärmte er mir die Ohren voll von seiner Traumfrau, und nun schien er derjenige zu sein, der anscheinend etwas eifersüchtig wurde. Irgendwann würde ich mit ihm einmal gründlich über dieses Thema diskutieren, um etwaige Mißverständnisse aus dem Weg zu räumen. Doch an diesem Abend hatte ich dazu keine Lust. Wir hatten soviel Spaß und lachten ausgelassen. Das lag in erster Linie an Ullis Art. Sie anzusehen und ihr zuzuhören bereitete mir immer mehr Freude. Sie war so anders als ich. Ich wünschte mir so manches Mal, ein wenig von ihrer Lebenslust abbekommen zu haben. Erst viel später erfuhr ich etwas von ihrer Geschichte und daß sie im Grunde genommen ein sehr einsamer Mensch war. Ihre lustige Art war eben auch nur eine Rolle.

In der vergangenen Nacht hatte ich wieder einmal von Mike geträumt. Dieses Gefühl, ganz Frau zu sein, verschwand auch nicht in seiner Gegenwart. Ich glaubte nicht, daß er ahnte, was in mir vorging. Auf alle Fälle hatte er meine schlechte Meinung von der Männerwelt grundlegend revidiert. Ich war nicht in ihn verliebt, er nicht in mich. Aber ich war mir seiner bedingungslosen Freundschaft sicher. Das gab mir Kraft.

In die Sensitivtherapie gingen Ulli und ich gemeinsam. Wir legten uns nebeneinander hin und hielten uns während der Stunde die Hände. Ich spürte ihre Hand in meiner. Doch plötzlich verschwand das Gefühl der Begrenztheit der Hände. Unsere Hände wurden eins und keiner spürte, wo die eine Hand aufhörte oder die andere anfing. Während wir aufstanden, mußten wir notgedrungen loslassen. Das tat keine von uns beiden gern, das spürte ich. Es war eine besonders schöne Erfahrung des Miteinanderseins.

In der nächsten Meditationsstunde fuhr ich im Geiste durch die Wüste und nahm einen Anhalter mit, der mir an einem Wasserfall Mundharmonika vorspielte. Ich schlief auf seinem Schoß ein. Die Ärztin gab mir anschließend zu verstehen, daß diese Assoziationen meine Sehnsucht nach Harmonie in meinem Leben symbolisieren würden.

Am Nachmittag begleitete ich Mike zum Einkaufen. Er suchte Geschenke für seine Kinder und seine Frau. Im Schmuckgeschäft ließ ich ihn dann alleine, da ich es stillos gefunden hätte, für seine Frau so etwas Persönliches auszusuchen. Er verstand meine Einstellung zunächst nicht.

»Paß mal auf, Mike. Wenn ich deine Frau wäre, du kämest mit diesem Schmuck an und ich erführe, daß ihn eine Frau ausgesucht hätte, mit der du deine ganze Freizeit in der Kur verbracht hättest, dann würde ich dir das sehr übelnehmen!« Das hatte er dann doch begriffen.

Die Insel

Das Ende der Kur nahte. Es ließ sich nicht mehr leugnen. Ich begann, die Tage zu zählen, die mir noch verblieben. Für diesen Morgen war das Abschlußgespräch mit dem stellvertretenden Chefarzt angesetzt worden. Er erzählte mir etwas von der ungeheuren Stärke, die ich besitzen würde. Ich spürte zwar, daß es mir viel besser ging, aber ich kam in diesem Moment nicht dahinter, was er mir eigentlich damit sagen wollte. Vielleicht war diese Aussage auch hauptsächlich dazu da, mir noch mehr Mut zu machen. Ich erzählte ihm vom Tod meines Vaters, und der Arzt bestätigte meine Vermutung, daß ich meine ganze Lebenskraft aus dem Beziehung zu meinem Vater schöpfen würde. Heute weiß ich, daß sie tatsächlich meine wichtigste Kraftquelle ist.

Eine Therapie schloß sich der nächsten an. In der Hypnosestunde wurde ich zu einem zentnerschweren Stein. In der Rhythmikgruppe machte ich zum ersten Mal das Marionettenspiel mit. Da ich nun wußte, daß ich keine Marionette war, konnte ich diese Übung sehr genießen. In *Musik aktiv* ging es sehr schwungvoll zu. Dann spielten wir, wir wären auf einer Insel. Mit geschlossenen Augen sollten wir uns durch den Saal bewegen. Ich wanderte eine Weile umher, bis es mir zu langweilig wurde, legte mich dann auf den Boden und stellte mir das Meer im Hintergrund vor. Dies war nicht schwer, da die Meditationsmusik aus Meeresrauschen bestand. Also lauschte ich den Wellen.

Plötzlich faßte mich jemand an den Fuß und kitzelte mich. Ich mußte lachen. Natürlich war es Ulli, die meinen Fuß festhielt. »So was Blödes kannst auch nur du dir ausdenken«, kicherte sie. Dann legte sie sich neben mich, und wir lachten zusammen weiter. Nach einer Weile wurden wir ruhiger. Ulli hatte ihren Kopf in meinen Arm gelegt, und ich streichelte ihr über das kurze Haar. Irgendwie erinnerte mich diese Situation an ähnliche, die ich mit meinem Sohn erlebt hatte. Die Sehnsucht nach meinen Kindern stieg wieder in mir hoch. Plötzlich war ich sehr traurig, und Tränen kullerten mir über die Wangen. Doch auch der Abschied von hier würde mir schwerfallen. Ulli würde ich sehr vermissen. Seit unserem Glückstopf-Erlebnis war sie noch ausgeglichener und fröhlicher als zu Anfang. Vor allen Dingen war sie fröhlich, ohne eine Maske vor dem Gesicht zu haben. Sie hörte gar nicht auf, jedem von unserem gemeinsamen Erlebnis zu erzählen. Mir wurde es langsam schon peinlich, daß sie diese Sache immer wieder herausstellte.

Noch drei Tage, dann würde alles vorbeisein und ich würde der Klinik den Rücken kehren. Wehmütig schaute ich zum Fenster hinaus. Daß es mir hier so gut gefallen könnte, hätte ich am Anfang nicht für möglich gehalten.

In der letzten Meditationsstunde war meine Ärztin nicht anwesend, ein anderer Arzt hatte die Stunde übernommen. Mit gemischten Gefühlen hörte ich ihm zu, als er mit seiner Geschichte begann: »Sie befinden sich an einem Strand. Die Sonne scheint, und Sie graben sich im Sand ein. Sie fangen an zu träumen. Sie hören das Meeresrauschen und sind still, in sich gekehrt. Plötzlich vernehmen Sie in der Ferne eine Stimme, die Sie beim Namen ruft. Sie stehen auf und erkennen im Meer eine kleine Insel. Die Stimme ruft Sie ganz eindringlich. Sie werfen sich in die Wellen und schwimmen auf die Insel zu ...«

Als ich in Gedanken auf der Insel ankomme, sagt die Stimme zu mir: »Ich habe auf dich gewartet.« Ich gehe mit der Person in das Innere der Insel. Ich weiß nicht, wer die Person ist, aber sie ist mir vertraut. Ich kann dem Geschehen nicht folgen und erkenne nur noch, wie ich mit der Person wieder an den Inselstrand zurückkomme. Dort nimmt mich die Person – sie ist männlich – in den Arm und zeigt mir den Weg zurück. Ich will noch nicht, doch er weist mir den Weg immer wieder und eindringlicher, bis ich begreife, daß ich diesen Weg zurückgehen muß. Ich schwimme zum Festland und spüre eine Kraft, die in mir wächst. Ich kenne meine Zukunft nicht, doch ich weiß, ich werde es schaffen ...

Plötzlich dachte ich an eine Reise nach Spanien, zusammen mit Gerd und den Kindern. Mir war es dort verdammt schlecht gegangen, und viele böse Erinnerungen wurden in mir wach. Ich war wütend, weil der Therapeut mich dahin gebracht hatte. Mußte er mir ausgerechnet zum guten Schluß noch solch eine Geschichte erzählen? Ängstlich und mit gemischten Gefühlen wachte ich auf.

Ich versuchte, die Geschichte mit der Insel für mich zu interpretieren. Mike war mir schnell vertraut geworden. So ähnlich vertraut wie mein eigener Vater. Vielleicht konnte ich deshalb die Person auf der Insel nicht erkennen. »Man mußte schon sehr viel Vertrauen haben, um mit jemandem auf einer Insel zu verschwinden, den man nicht kennt«, dachte ich zufrieden. Mike hatte mir in dieser Klinik, meiner Insel, auf der ich mich lange Zeit sehr einsam gefühlt hatte, so unendlich oft beistanden. Mike war auch derjenige, der mich langsam und behutsam darauf vorbereitet hatte, daß die Zeit hier zu Ende ging. Für die Zukunft versuchte er mir Mut zu machen. Es gab kein Zurück, nur ein Vorwärtsgehen.

»Die Realität liegt außerhalb der Mauern dieser Klinik«, waren seine Worte. Oh ja, und er hatte so recht damit. Doch auch die noch so tapferen Gedanken daran trieben mir die Tränen in die Augen. Ich sah erneut aus wie ein Froschauge.

Mike stand im Klinikhof und blickte mich fragend an. Ich hatte das Gefühl, daß er wie ein Geier darauf wartete zu erfahren, was denn nun schon wieder mit mir los sei. Ich wußte nicht wieso, doch ich fauchte ihn an: »Laß mich in Ruhe, ich bin doch keine Mona Lisa, die immer nur lächeln kann!« Im selben Moment, in dem ich das ausgesprochen hatte, tat es mir auch schon wieder leid. Der arme Kerl mußte meine Launen ertragen, die ich eigentlich woanders hätte ablassen sollen. Wahrscheinlich an mir selbst, denn im Grunde war ich wütend auf mich.

Aber das, was ich zu ihm sagte, stimmte in gewisser Weise auch. Jahrelang bin ich nur lächelnd durch die Welt gerannt, obwohl ich wütend oder traurig war. Doch das an ihm abzureagieren war ungerecht, und ich entschuldigte mich schnell bei ihm. Er lächelte nur und sagte: »Was soll's, Froschauge.« Wir tranken wie immer Capuccino zusammen und mußten dann in verschiedene Therapiestunden.

Das autogene Training machte mich wieder ruhiger. Am Abend packte ich alles, was ich nicht mehr benötigte, schon in den Koffer. Nur ein paar Kleidungsstücke ließ ich noch draußen. Ich wollte die nächsten Tage in aller Ruhe genießen und nicht die letzten Stunden mit Packen beschäftigt sein. Am späten Abend ging ich noch mal mit Ulli aus. Sie war sehr unterhaltsam, und das hob meine Stimmung enorm. Viel zu spät kamen wir in die Klinik zurück. Die »Nachtschwester« Peter wollte gerade die Türe abschließen. Peter

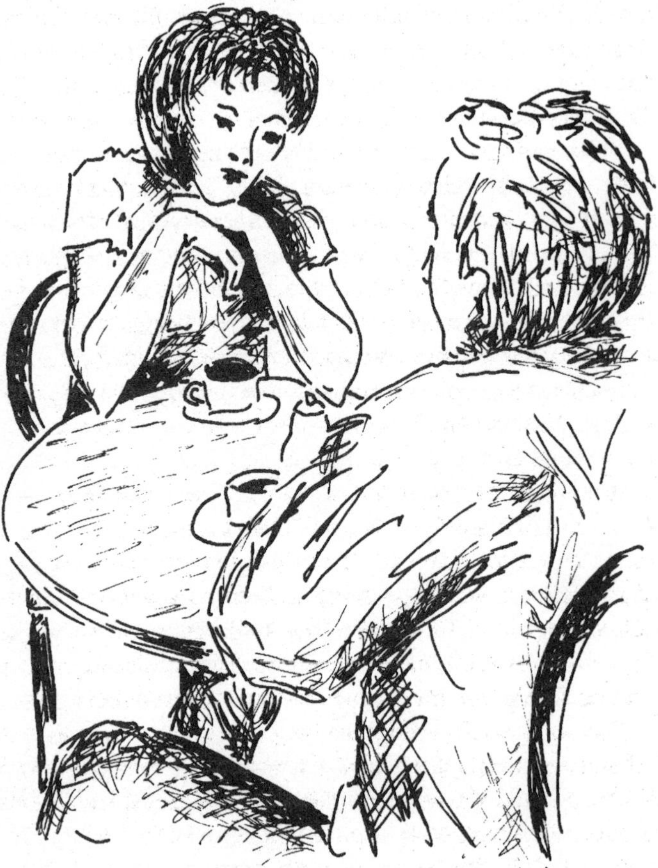

war ein Pfleger, den wir aus Spaß »Schwester« riefen. Mike saß auf dem Balkon und meinte, er habe mich vermißt. Es war das erste Mal, daß er das offen zugegeben. hatte »Tja, lieber Mike, wenn du wüßtest, wie sehr ich dich jetzt schon vermisse, bei der bloßen Vorstellung wieder zu Hause zu sein«, dachte ich nur still bei mir.

Abschied am Teich

Als ich am nächsten Morgen in der Klinik aufwachte, stellte ich fest, daß ich ruhig und ausgeglichen war. Beim Kämmen sah ich in den Spiegel und stellte fest, daß ich *mich selbst* sah. Da war ich endlich wieder! Ein sehr gutes Gefühl. Ich schaute in meine Augen und erkannte endlich mein wahres Ich.

Ich dachte daran, wie vielen Leuten ich in der letzten Zeit Auf Wiedersehen gesagt hatte und noch sagen mußte. Es war mir von Mal zu Mal schwerer gefallen. Ich wußte, daß es Patienten gab, die mich hier vermissen würden. Daß ich nun selbst an der Reihe war, nach Hause zurückzugehen, war doch ein merkwürdiges Gefühl. Anfangs waren mir die sechs Wochen sehr lange vorgekommen, aber nun waren sie um.

Der letzte Tag begann sehr ruhig. Zwischen den Therapien begegnete ich ständig Mike. Er zog sich irgendwie von mir zurück, er wollte mir – vielleicht auch sich selbst – den Abschied leichter machen. Ich beschloß, einen letzten Spaziergang um den Teich zu unternehmen. Ich wollte allein gehen und lehnte daher Ullis Angebot, mich zu begleiten ab. Es sollte mein Abschiedsspaziergang werden.

Kaum hatte ich das Wasser erreicht, begannen bei mir die Tränen zu laufen. Wie kleine Rinnsale kullerten sie an meinen Wangen hinab. Dieser Teich könnte sicherlich Romane schreiben, wenn er reden könnte. Jede Ecke, jeder Winkel hatte inzwischen für mich Erinnerungswert. Dort hatte ich immer allein gesessen und geweint, da an meinen Vater gedacht oder mit Gerd Eheprobleme ausdiskutiert, und hier hatte ich zum ersten Mal mit Mike gesessen und über meine Probleme gesprochen. Ich ließ den Tränen ihren Lauf und versuchte nicht, sie zu bekämpfen. Doch der Schmerz in mir war merkwürdig, anders als sonst. Eigentlich spürte ich keine Verzweiflung. Ich glaube, ich schwankte zwischen Freude, Schmerz und Dankbarkeit.

Ich setzte mich auf eine Bank und schaute auf den Teich. Hier hatte ich so viel gelernt: mit meinen Ängsten fertig zu werden, den Tod meines Vaters zu akzeptieren, mit der Sehnsucht nach Liebe, die ich nicht bekommen würde, umzugehen, meine Einsamkeit zu akzeptieren und damit zu leben, das Alleinsein als etwas Gutes anzuerkennen, die Angst vor dem Sterben einzudämmen, meine schlechten Seiten zu akzeptieren und – Freunde zu finden.

Diese Liste ließe sich noch unendlich lang fortsetzen. Aber vor allen Dingen hatte ich gelernt, daß der Tod das Ziel des Lebens darstellt, und daß er mir keine Angst machen muß. Die Aufgabe, die zwischen Geburt und Tod liegt, so zu gestalten, daß man selbst – und auch seine Mitmenschen – glücklich und zufrieden sein können, muß ich selbst lösen. Und das kann ich nur allein. Mit einer Harmonie tief in mir drin. Und auch diese herzustellen, dabei kann mir niemand helfen. Denn man muß selbst sein Innerstes erkennen – das was für einen gut und richtig ist.

Ich hatte Bleistift und Papier zum Teich mitgenommen. Nachdem ich über meine Situation und das, was ich für die Zukunft sein wollte, nachgedacht hatte, begann ich, Verse aufzuschreiben. Erst wild durcheinander und schließlich geordnet. Später schrieb ich sie sauber ab und schenkte sie den Ärzten und Therapeuten.

Verzweifelt war ich und verbittert,
meine Gefühle eingegittert.
Panische Angst und wußte nicht wovor,
ich stand hier vor einem dunklen Tor.
Ich wußte nicht, was würde geschehen wenn
hindurch ich geh.
Ob ich wohl dann vor mir selber steh?

Wer bin ich? Was bin ich? Wie bin ich?
hab ich mich oft gefragt.
Ob die Therapie mir das sagt?
Bald wühlten Gefühle in mir, ich wurde weich,
all die bösen, traurigen, schönen Erinnerungen und
damit verbundener Schmerz
drangen nach oben und trafen mitten ins Herz.
Ich habe geweint, geflucht und saß da voller Wut,
Gefühle erleben; ich wußte lange nicht, wie gut das tut.

Nach drei Wochen Therapien glaubte ich, ich
hätt' es geschafft.
Von wegen, selten so gelacht!
Irgendwo, tief in mir versteckt,
Unverdautes an die Oberfläche sich reckt.
In dieser Zeit gute Therapeuten und Ärzte
um sich zu haben,
an dieser Sicherheit sich laben,
tat wohl.
Doch wichtig ist, nicht die Augen zu verschließen
vor der Realität,
das Leben wartet draußen, denn man hat's
schließlich selbst gewählt.

Nun sitz ich hier am kleinen Teich,
ich fühle die Ruhe, und mein Sein ist wieder reich.
Entscheidungen muß ich fällen,
die richtigen: Sind es die langsamen oder die schnellen?
Nur den Verstand hab ich jahrelang eingesetzt,
das hat mein Leben zerfetzt.
Die Gefühlswelt wurde nichtig,
doch nur die Harmonie darin ist letztlich wichtig.
Und das Ende von der Geschichte: Steine im Bauch,
schwer wie 50-Kilo-Gewichte.

Wer bin ich? Was bin ich? Wie bin ich?
Ich weiß es immer noch nicht so genau,
doch eines ist nun sicher: Ich bin
ein Mensch mit tausend Gefühlen und eine Frau.
Ich habe so vieles über mich herausgefunden,
dafür hab ich mich geschunden.
Innere Ruhe und Gelassenheit zu bekommen,
das ist der Lohn dafür. In Sicherheit darf ich mich jetzt sonnen.
Ob ich sie mir für zu Hause bewahren kann?
Ich hoffe es sehr. Erst das einmal zu erreichen,
verdammt, das war sehr schwer.

Einige Wochen später erfuhr ich von Ulli, daß die Therapeuten aus *Musik aktiv,* nach diesem Gedicht eine Pantomiemendarstellung gemacht hatten. Sie stellten mich also dar: Wie ich in die Klinik gekommen war, wie ich mich entwickelt hatte und mit welchen Gefühlen ich schließlich nach Hause entlassen wurde. Die Patienten waren wohl sehr berührt von meiner Geschichte. Und Ulrike sagte mir: »Angelika, du weißt doch selbst, als du noch hier warst, da sind alle so schnell wie möglich nach den Abendgesprächen herausgestürmt. Doch diesmal sind alle sitzen geblieben. Totenstille herrschte im Raum. Selbst Rainer hat geheult!« Rainer war einer der Patienten, die es verlernt hatten zu weinen.

Mein Geburtstag fiel mir wieder ein. Einen solchen Geburtstag würde ich wohl nie wieder erleben. So viele Menschen hatten daran Anteil genommen. Es war wirklich ein sehr schöner Tag gewesen. Langsam machte ich mich auf den Rückweg. Mike mied mich den ganzen Tag über, doch am Abend lud er mich wieder ins Bistro ein. Über den bevorstehenden Abschied konnten wir nicht sprechen. Wir versuchten beide, ihn zu ignorieren und amüsierten uns prächtig, obwohl eine gewisse Schwermut spürbar war. Auch Mike würde am nächsten Tag die Klinik verlassen.

Die letzten Stunden

Schon um fünf Uhr in der Frühe war ich wach. Ich hatte sehr gut geschlafen. Ein letztes Mal würde ich mich nun auf den Balkon schleichen, um zu rauchen. Mike ließ nicht lange auf sich warten.

»Hey, wovon hast du denn gerade geträumt?« sprach er mich an. Ich erklärte ihm, wie sehr ich die Zeit mit ihm genossen habe und daß ich darüber ständig nachdenken müsse. Ich war ihm sehr dankbar.

Mike zeigte unbändige Freude auf das Wiedersehen mit seiner Familie. Ich gönnte es ihm. Vor ein paar Wochen hätte ich es wohl nicht getan. Schade, daß ich seine Frau nie kennenlernen würde.

Am Mittagstisch liefen dann doch wieder Tränen. Ich bekam Abschiedsgeschenke, die mich sehr rührten. Ich griff in meine Hosentasche und fühlte die kleinen Glückssteine, die Mike mir zum Abschied geschenkt hatte. Sie beruhigten mich. Dann sollte ich ein letztes Mal die Sensitivtherapie besuchen. Ich lag bereits auf meiner Decke, als Mike herein kam. Er sah mich an. Ich konnte seinen Blick nicht ertragen. Ruckartig erhob ich mich und rannte zur Türe heraus, bevor der Therapeut erschien.

Im Hof begegneten mir die Bekannten von Mike, die bereits auf ihn warteten. Ich unterhielt mich mit ihnen. Bald darauf erschien er selbst. Er nahm mich in die Arme, nachdem er alle Koffer im Auto verstaut hatte, gab mir einen

Kuß auf die Stirn und sagte: »Hiermit verabschiede ich mich von einem kleinen Jungen, der zur Frau geworden ist!«

Ich mußte lachen. Irritiert schaute er mich an. So erzählte ich ihm von meinem ersten Traum, in dem ich diese Szene vor mir gesehen hatte. Er machte uns den Abschied leicht. Ich konnte meine Tränen beherrschen. Welch ein Erfolg.

Doch ich hatte keine Zeit, lange darüber nachzudenken, denn Gerd erschien mit den Kindern, um mich abzuholen. Er hatte darauf bestanden, mich abzuholen. Die Kinder wollten vor der Rückfahrt unbedingt noch ein Eis essen, und so gingen wir in eine Eisdiele. Dort saßen auch Mike und seine Freunde. Als er mich erblickte, winkte er uns zu sich. Und es geschah etwas völlig unerwartetes: Mike und Gerd unterhielten sich angeregt. Ich saß fassungslos daneben. Die beiden lachten sogar miteinander. Dann verabschiedeten wir uns noch einmal. Diesmal drehte ich mich nicht mehr nach Mike um.

Auf der Autobahn verspürte ich plötzlich den dringenden Wunsch, selbst zu fahren. Wirkte mein neues Selbstvertrauen schon? Früher hätte mich niemand dazu bekommen, freiwillig auf der Autobahn zu fahren. Wir wechselten die Plätze. Ich war ganz stolz auf mich. Müde, aber zufrieden kam ich zu Hause an.

Meine Befürchtung, daß Gerd so tun würde als ob nichts gewesen wäre, als ob ich ihm nie gesagt hätte, daß ich mich von ihm hatte trennen wollte, bestätigte sich sehr schnell. Als ich ins Wohnzimmer trat, fand ich einen Blumenstrauß, eine Flasche Parfüm und eine Karte mit den Worten »Herzlich willkommen« vor. Ich war wütend und fühlte mich nicht ernstgenommen. Gott sei Dank ließ ich aber meine Wut nicht wieder an den Blumen aus, wie ich es früher stets getan hatte. Ich erledigte in Ruhe alles, was ich zu tun hatte, und ignorierte die Geschenke und den Willkommensgruß völlig. Insgeheim gab ich Gerd eine Schonfrist bis nach dem Nachmittagskaffee. Aber er sprach mit keinem Wort unsere Situation an, sondern ging gleich danach mit unserem Sohn zum Fußballplatz.

So fand er erst am Abend eine Nachricht von mir. Ich bat ihn darin, die Kinder soweit wie möglich aus unserem Streit herauszuhalten, und teilte ihm mit, daß ich es für sinnvoll hielt, zunächst nicht zu Hause zu schlafen. Geschockt akzeptierte er vorläufig meinen Entschluß und sagte den Kinder nur, daß ich bei einer Nachbarin schlafen würde.

Am nächsten Tag kam ich herüber, um zusammen mit meiner Familie zu frühstücken. Ich versuchte, meinen Kindern meine Situation zu erklären. Sie hörten mir geduldig zu und ich staunte nicht schlecht, denn sie waren sehr vernünftig und zogen es vor, lieber die Situation so zu akzeptieren als erneut mit den zermürbenden Streitigkeiten zu leben. Auch Gerd hörte mir aufmerksam zu.

Also beschlossen wir zu viert, daß ich mir erst einmal eine eigene Wohnung in der Nähe und auch Arbeit suchen würde. Die Kinder wollten bei ihrem Vater bleiben, aber nur unter der Bedingung, das ich jeden Tag bei ihnen vorbeischauen würde. Sie liebten ihre Schule, ihre Freunde, ihre Zimmer, die Nachbarn und vieles mehr. All dies hätte ich ihnen wegnehmen müssen, wenn ich darauf bestanden hätte, daß sie mit mir gingen. Wir fragten Gigi, ob sie Tagesmutter für die Kinder sein wollte. Es fiel ihr schwer zuzustimmen, da sie genau wußte, daß sie meinen Kindern die Mutter nicht ersetzen konnte. Trotzdem bot sie ihre Hilfe an.

Während der ersten vier Wochen übernachtete ich bei einer Freundin in der Nachbarschaft und im nächsten Monat bei einer anderen, die mir ihre Wohnung für die Zeit ihres Urlaubs zur Verfügung stellte, denn leider konnte ich so schnell keine eigene Bleibe finden. Schließlich bat mich Gerd, zurückzukommen und im Zimmer unseres Sohnes zu schlafen. Er versprach mir, nichts zu tun, was ich nicht wollte. Daß auf diese Weise ich doch mehr Zeit für die Kinder hätte, war das Argument, das mich letztlich überzeugte. Die Kinder wünschten sich schließlich nichts sehnlicher, als daß Mama und Papa sich wieder vertrugen. Mir fiel es sehr schwer, wieder in der ehelichen Wohnung zu übernachten. Doch den bettelnden Augen meiner Kinder konnte ich nicht widerstehen.

Ich fand relativ schnell eine Anstellung. Doch machte mir der Job keinen Spaß, weil mein Arbeitgeber mich als Fußabtreter für seine schlechte Laune benutzte. Trotzdem war ich froh, wieder zu arbeiten. Ich genoß meine kleine innere Freiheit sehr. Ich beobachtete mich, ich beobachtete meine Umwelt und ich sah mir auch alle Männer, die ich traf sehr genau an. Und mir wurde immer mehr bewußt, daß das, was ich wollte mein Gerd war. Ich liebte ihn noch immer. Ich empfand so nicht aus Mitleid, daß spürte ich genau. Aber wir mußten einiges ändern, um eine neue Basis des Zusammenlebens zu finden. Diese zu schaffen, versuchte er jeden Tag, und ich war beeindruckt, wieviel Mühe er sich damit gab. Doch er sprach nie über seine Gefühle, und ich fragte ihn nicht danach, wie es in ihm aussah. Ich ließ ihn einfach in Ruhe und bewegte ihn auf diese Weise, doch eines Tages die Initiative zu ergreifen und mit mir über das zu reden, was er eigentlich wollte. Es dauerte drei weitere Monate, ehe er mich bat: »Bitte zieh die Scheidung zurück. Die Kinder brauchen dich. *Ich* brauche dich. Ich kann dir nicht allzuviel versprechen, aber ich versuche, mich zu ändern. Bitte laß mich nicht allein!«

Endlich hatte er ausgesprochen, was mir so gut tat zu hören. Ich wußte, daß er es nicht leicht haben würde mit den Veränderungen in unserem Leben. Doch den Versuch war es allemal wert. Er schien es wirklich ernst zu meinen mit dem, was er versprach.

Ich lächelte ihn an und nahm seine Hand. Nach langer Zeit hatte ich endlich wieder die Hoffnung, zusammen mit Gerd ein rundum glücklicher Mensch zu werden. Am nächsten Tag fuhren wir zusammen zu meinem Anwalt und ich zog die Scheidungsklage zurück. Seltsamerweise schien er nicht erfreut über meinen Entschluß zu sein. Daher erklärte ich ihm: »Ungewöhnliche Ehen benötigen ungewöhnliche Methoden. Ich sagte Ihnen doch, das kein anderer Mann hinter der Scheidungsklage steckt! Und jetzt wagen mein Mann und ich einen neuen Anfang!«

Ich drängte Gerd zur Türe hinaus, denn eigentlich mochte ich den Anwalt nicht. Gerd nahm mich an die Hand und zog mich in ein Schmuckgeschäft. Ohne zu fragen kaufte er zwei neue Eheringe und streifte sie uns über. Wortlos sahen wir unsere alten an und schmissen sie zusammen in die nächste Mülltonne.

Die nächsten Wochen waren sehr schwer für uns, denn ich hatte mich sehr verändert. Die Wochen der Therapie hatten mich entscheidend geprägt, so daß Gerd sich oft beklagte: »Angelika, du bist nicht mehr die Person, die ich einmal kannte habe!«

»Nein, die bin ich nicht mehr, und die bekommst du auch nie wieder, auch wenn du es dir noch so sehr wünschst.«

Mein Arbeitgeber behandelte mich immer schlechter, doch längst ließ ich mir nicht mehr alles gefallen. Als er einmal ausfallend wurde, kündigte ich fristlos. Nun war ich wieder arbeitslos, aber glücklich, mich gewehrt zu haben und aus dieser mich sehr bedrückenden Situation herausgekommen zu sein. Ich war in großer Gefahr, wieder in Depressionen zu verfallen, das spürte ich genau. Also beschloß ich, mir die Aufzeichnungen, die ich während der Kur gemacht hatte, noch einmal anzusehen, um mich abzulenken und mir immer wieder Klarheit über mich selbst zu verschaffen.

Ich fand neue Arbeit, wurde aber wegen fehlender Kenntnisse in der Buchführung wieder entlassen. Es störte mich nicht sonderlich, denn niemand hatte sich die Mühe gemacht, mich in die komplizierte Buchführung am Computer einzuführen. Ich war eben eine personelle Fehlbesetzung. Aber trotzdem war ich zufrieden mit meinem Leben.

In dieser Zeit war natürlch auch unsere Beziehung nicht unbelastet, doch diesmal war ich stark genug, alle Probleme aufzufangen. In jener Zeit las ich meine Aufzeichnungen immer wieder durch und merkte, daß es mir gut tat, daß sie mich immer wieder neu aufbauten. Also beschloß ich, meine Erfahrung auch anderen zugänglich zu machen und sie als Buch zu veröffentlichen.

Inzwischen habe einen guten Job in den Abendstunden. Unsere finanziellen Probleme sind zwar immer noch nicht ganz behoben, aber Gerd und ich werden sie gemeinsam in den Griff bekommen. Mein Mann ist mit seiner Firma in erhebliche Schwierigkeiten geraten und ist sehr still geworden. Zu still. Meiner Meinung nach hat auch er Depressionen. Ich glaube, er leidet darunter, daß sein Traum von der eigenen Firma plötzlich zu Ende gehen könnte. Gerd ist mutlos geworden, er ist nicht mehr er selbst. Letztens gestand er mir: »Ich glaube, ich verstehe erst jetzt, wie dir zumute war, als du in die Klinik gingst. Ich habe dir damals nicht geholfen, und dafür schäme ich mich heute.«

»Mache dir keine Sorgen. Das schaffen wir auch noch. Sieh das Positive an deiner Situation. Das Kind schaukeln wir auch noch«, versuchte ich, ihm Mut zu machen.

Es hat fast drei Jahre gedauert, ehe er meine Krankheit

als solche erkennen und akzeptieren konnte. Seine entschuldigenden Worte »Es tut mir so furchtbar leid« entschädigten mich für die schlimme Zeit, die wir erlebt hatten. Aber es gibt keinen Mann auf dieser Welt, mit dem ich zusammen sein möchte, trotz oder gerade wegen all der Dinge, die wir durchlebt haben. Denn ich liebe ihn.

Doch ich würde nie wieder, nie wieder, meine innere Freiheit für jemanden anderen opfern. Auch nicht für ihn.

Nachwort

Ich war ein menschliches Wrack, als ich die Kur angetreten hatte. Will war der Erste, der an meiner Schutzmauer, die ich um mich herum aufgebaut hatte, kratzen durfte. Monika ließ ich schon näher an mich heran. Die Mauer bröckelte mehr. Mike stürzte sie schließlich um und räumte gemeinsam mit Ulli alle Trümmer beiseite. Ich mußte begreifen, daß ich ein anderer Mensch war, als ich immer zu sein glaubte.

Aber ein Grund, der mit zum Erfolg der Therapie beitrug, war meine angeborene Neugierde auf alles Neue, auch wenn ich immer Angst davor hatte. Ich lernte während dieser Behandlung jeden Tag etwas Neues über mich und mein Verhalten. Manchmal war es sehr hart, auch meine schlechten Seiten zu akzeptieren. Ich mußte vieles lernen, vieles als gegeben annehmen und das alles lenkte mein Leben in ganz andere Bahnen. Endlich fand ich eine positive Lebenseinstellung. Die Kur gab mir die Kraft, die Beziehungen zu meinen Mitmenschen zum Positiven hin zu verändern, obwohl die erste Zeit danach sehr schwer und hart war.

Ich bin glücklich, daß die Scheidung nie ausgesprochen wurde. So wie ich es mir immer erhofft hatte, wachten mein Mann und ich auf und begriffen, daß wir uns einander brauchten. Denn ich hatte nie einen anderen Mann gewollt, sondern nur meinen Freiraum in unserer Beziehung und das Recht auf Freunde, seien sie nun weiblich oder männlich.

Ich bin davon überzeugt, daß vielen Menschen eine dynamische psychosomatische Behandlung wie ich sie genossen habe helfen kann. Doch viele Kranke wollen gar nicht wahrhaben, daß sie Hilfe solcher Art brauchen.

Ich empfehle Ihnen hiermit sehr, wenn Sie mit Ihren Problemen allein nicht mehr zurecht kommen, einen Therapeuten aufzusuchen. Lassen Sie es zu, daß man Ihnen Hilfe anbietet, lassen Sie die Therapien unvoreingenommen an sich herankommen und vor allem, lassen Sie sie auf sich wirken.

In der Klinik fand ich eines Tages einige handgeschriebene Zettelchen. Es standen einige Verse darauf, die mich enorm beeindruckten. Diese Verse trafen Dinge, die ich in meinem Leben erfahren hatte, genau auf den Punkt:

Wenn ich mich für Dich entschieden habe,
so heißt das nicht, daß ich mich gleichzeitig
gegen alle anderen entscheiden muß

Wenn Du mir sagst, ohne mich könntest du nicht leben,
so fühle ich mich nicht geliebt, sondern genötigt
Deine Krücke zu sein.

Veränderungen machen Angst, beinhalten Verluste,
sind Leben,
Leben kannst Du nicht,
wenn Du Veränderungen auszuweichen versuchst.

Wer von klein auf die Bröckchen der Vergangenheit,
der Verdrängung, der Ängstlichkeit gewöhnt ist,
wird an der Wirklichkeit irgendwann ganz
schön zu schlucken haben.

Diese Worte sind von ganz zentraler Bedeutung für mein Leben geworden. Es steckt so verdammt viel Wahrheit darin. Schade, daß ich den Verfasser nie kennengelernt habe. Aber diese Zeilen bewiesen mir, daß auch andere Menschen ähnliche Erfahrungen wie ich machen mußten – und heute auch wieder leben dürfen mit Mut und Stärke für zukünftige Hürden.

Ich betone es noch einmal: Ein Besuch beim »Seelenklempner« ist der erste Schritt in Richtung Selbsthilfe. Verschließen Sie sich nicht vor dieser Tatsache, Sie könnten sich um das bringen, was Leben heißt.

Nachwort von Gerhard

Können Sie sich mein Entsetzen vorstellen, als ich endlich begriff, welche Krankheit meine Frau vor drei Jahren bekommen hatte, unter der nun auch ich zu leiden hatte?

Ich fuhr in dieselbe Klinik, machte ähnliche, zum Teil auch ganz andere Erfahrungen als sie. Doch eines ist ganz sicher: Es ist eine positive Erfahrung, die man mit nach Hause nimmt. Auch ich hatte mich zunächst gesträubt und mußte meine Meinung über die sogenannten »Seelenklempner« gründlich revidieren. Ich schließe mich hiermit den Worten meiner Frau an: ***Lassen Sie es zu und lassen Sie es wirken. Dann wird es Ihnen bald besser gehen!***

Danksagung

Dank sagen möchte ich zunächst allen Ärzten und Therapeuten der Burghof-Klinik in Rinteln, die mich in intensiver Arbeit aus dem tiefsten Loch meines Lebens wieder ins Leben zurückgeholt haben.

Will für die erste Hilfestellung, Mike für seine fürsorgliche und aufmerksame Zuwendung, ohne die ich diese Kur nicht ertragen hätte. Ulrike für ihre Frohnatur, die mich ansteckte. Monika, für ihre mütterliche Art.

Zu tiefem Dank bin ich verpflichtet: Meinen Nachbarn, Christian und Blanche (Gigi) Pietrzynski für die liebevolle und großartige Betreuung meiner Kinder in dieser schwierigen Zeit.

Besonderen Dank zolle ich meiner Mutter, die sich intensiv mit mir über mein Buch unterhalten hat, und trotz aller Schwierigkeiten versuchte, meine Gefühle und Einstellungen zu verstehen. Die mir mit ihrer Hilfe zu verstehen gab, daß sie mir nicht böse ist. Sie sorgte dafür, daß ich mein korrekturgelesenes Manuskript in genau einer Woche abtippen konnte, weil sie mir Haushalt, Mann, Kinder und Hund versorgte.

Dank auch an meinen Ehemann, der für meine Situation Verständnis hatte, und auch noch ein Schlußwort formulierte.

Dank auch an alle Menschen, die mir für dieses Buch Mut und Zuversicht gaben, sowie den Mitarbeitern des Bastei-

Lübbe-Verlages, die mir dieses Buch ermöglichten und mir große Hilfestellung gaben.

Und last but not least: Ganz besonderen Dank an meine Freundin Antje, die mir diese wunderschönen Bilder zu meinem Buch malte und sie mir kostenlos zur Verfügung stellte.

Angelika Walk

Die dynamische Psychotherapie nach Dr. med. Wilfried Dogs

Als Wurzel psychosomatischer Krankheiten werden bei dieser Therapieform verdrängte Gefühle angesehen, die an die Oberfläche des Bewußtseins befördert werden müssen und mit denen der Patient lernen soll, umzugehen und sie zu akzeptieren. Anders als bei der Psychoanalyse, die oftmals keine guten Erfolge erzielt, soll hier nur versucht werden, den Menschen wieder in Harmonie mit seinen Gefühlen zu bringen, und nicht unbedingt, alles an die Oberfläche zu befördern, was vielleicht schon längst verschüttet oder gar geheilt ist.
Folgende Therapiemethoden werden dabei eingesetzt:

fi das Gespräch (niemals wertend! Es ist nur dazu da, den Menschen zu verstehen.)
fi die Hypnose (Diese und alle weiter unten genannten Instrumente dienen dem neuen Erleben von Gefühlen, der Entspannung und sind dazu geeignet, dem Patienten neue Sichtweisen aufzuzeigen, die er möglichst selbst entdekken soll.)
fi das autogene Training
fi die Meditation
fi die Partnertherapie mit Hypnose und autogenem Training
fi das Gruppenerlebnis
fi die Musiktherapie:
– passive Musiktherapie

– aktive Musiktherapie
– die freie Gruppe
– das Spiel mit den Orff-Instrumenten

fi die Kreativgruppe mit Malen und Modellieren
fi die Selbsterfahrungsgruppe
fi die Sensitivtherapie
fi die Verhaltenstherapie
fi die Physiotherapie in der dynamischen Psychotherapie
fi die Behandlung von Schlafstörungen
fi die Behandlung von Sprachstörungen.

Zur ausführlichen Information über diese spezielle Therapieform ist folgendes Buch zu empfehlen:

Wilfried Dogs, Dynamische Psychotherapie. Eine Einführung in die ärztlichen Methoden zum Aufbau des Selbstvertrauens. Walter Braun Verlag, Duisburg 3. Auflage 1991.

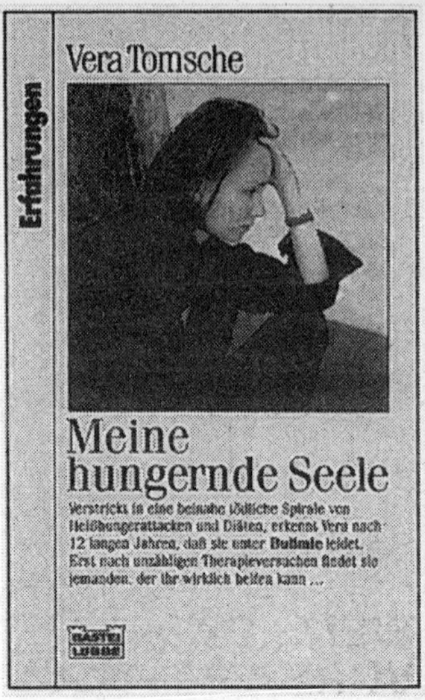

Band 61400

Vera Tomsche

Meine hungernde Seele

Seit ihrem dreizehnten Lebensjahr will Vera nur eins: gertenschlank und makellos schön sein. Zuerst macht sie eine Diät nach der anderen, bis sie schließlich kaum noch etwas ißt. Doch diese Hungerphasen werden immer wieder von unkontrollierbaren Freßanfällen unterbrochen. Bald kreisen ihre Gedanken ausnahmslos ums Essen. Und sie entdeckt eine effektive Methode, die zahllosen Kalorien schnell wieder loszuwerden – indem sie sich übergibt. Sie gerät in einen Kreislauf von Essen und Erbrechen.
Lange Zeit hält sie ihr Verhalten für ihre ganz persönliche und einzigartige Perversion, bis schließlich ein Therapeut dem Leiden einen Namen gibt: Bulimie. Eine mühevolle Suche nach den Ursachen ihrer Eß-Brech-Sucht beginnt…